Nicht-raucher werden

... und es für immer bleiben

Edgar Turm

Nicht-raucher werden

... und es für immer bleiben

Strategien zur Raucherentwöhnung

mvgminis

Bibliografische Information der Deutschen Nationalbibliothek:
Die Deutsche Nationalbibliothek verzeichnet diese Publikation in der Deutschen Nationalbibliografie; detaillierte bibliografische Daten sind im Internet über http://d-nb.de abrufbar.

Für Fragen und Anregungen:
mvgminis@mvg-verlag.de

1. Auflage 2015

Nymphenburger Straße 86
D-80636 München
Tel.: 089 651285-0
Fax: 089 652096

Redaktion: Nicole Luzar
Umschlaggestaltung: Julia Jund, München
Umschlagabbildung: iStockphoto
Satz: Daniel Förster, Belgern
Druck: CPI books GmbH, Leck
Printed in Germany

ISBN Print 978-3-86882-607-4
ISBN E-Book (PDF) 978-3-86415-810-0
ISBN E-Book (EPUB, Mobi) 978-3-86415-809-4

Weitere Informationen zum Verlag finden Sie unter

www.mvg-verlag.de

Beachten Sie auch unsere weiteren Verlage unter
www.muenchner-verlagsgruppe.de

Inhalt

Vorwort:
»Wahnsinn! 5,20 Euro!«

Es gibt eine gute und eine schlechte Nachricht für Sie. Zuerst die gute: Sie werden es schaffen, mit dem Rauchen aufzuhören, wenn Sie diesen Ratgeber befolgen. Garantiert. Denn wenn Sie sich nach den folgenden Seiten richten, dann *kann* Rauchen gar nicht mehr in Ihr Leben passen.

Damit kommen wir zur schlechten Nachricht: Sie müssen Ihr Leben ändern. Auch in Bereichen, in denen es vordergründig gar nicht ums Rauchen geht. Denn das Rauchen hat sich auf Ihr ganzes Leben ausgewirkt. Das müssen Sie insgesamt rückgängig machen. Eigentlich ist das gar keine schlechte Nachricht. Denn Ihr neues Leben wird Ihnen nach einer Weile viel mehr Spaß machen als das alte. Aber die Umstellung wird erst einmal unbequem. Da gibt es nichts zu beschönigen. Alle, die Ihnen etwas anderes sagen, erzählen Quatsch. Das wäre so wie in diesen Witzen über Diäten, die einem haufenweise Chips, Pizza, Bier und Cola erlauben und mit denen man trotzdem abnehmen soll. Das geht nicht. Es ist unmöglich. So ähnlich ist es auch mit dem Rauchen.

Merke

Wer mit dem Rauchen aufhört, muss sein Leben ändern. Und damit verbessern.

Raucher sind süchtig. Punkt. Sie pfeifen sich einen giftigen Qualm rein, vor dem sie ohne Sucht Reißaus nehmen würden. Sie schädigen ihre Gesundheit systematisch, und sie verpulvern mit einer Schachtel nach derzeitigem Stand durchschnittlich 5,20 Euro. Wahnsinn! Fünf Euro zwanzig! Pro Schachtel.

Von dieser Sucht wollen Sie weg. Das tut erst einmal weh. Ist aber leider nicht zu ändern. Und Sie werden nach der Umstellung mehr als entschädigt.

Achtung

Wenn Sie 20 Zigaretten am Tag rauchen, dann zahlen Sie bei den derzeitigen Preisen rund 2000 Euro im Jahr. In zehn Jahren also 20.000 Euro. Fürs Qualmen! Und das ist »nur« der finanzielle Preis – Ihr Zeitaufwand für das Rauchen beträgt bei täglich 20 Zigaretten rund 608 Stunden im Jahr.

Wir wollen uns nicht lange mit dem Vorwort aufhalten. Sie wollen mit dem Rauchen aufhören, und dieser Ratgeber will Ihnen dabei helfen.

In diesem Ratgeber finden Sie eine Anleitung, wie Sie sich das Rauchen abgewöhnen. Die Entwöhnung basiert auf folgenden drei Säulen:

- Säule 1: Entwöhnung
- Säule 2: Bewegung
- Säule 3: Ernährung

Bewegung und Ernährung sind Teil der Entwöhnung, weil Sie sich so das Rauchen garantiert auf Dauer abgewöhnen und unerwünschte Nebenwirkungen des Entzugs leichter überstehen.

Ran an den Speck!

I. Einführung:

Rauchen ist mehr als der Glimmstängel

Der Dreiklang von Entwöhnung, Bewegung und Ernährung

> **Merke**
>
> Beenden Sie das Rauchen ganzheitlich.

Sie kennen sicher diese Gags in Filmen, in denen jemand einen Automotor auseinanderbaut und beim Einsetzen ein Schräubchen übrig behält. »Das war bestimmt nicht wichtig«, sagt die Filmfigur dann meist. Doch! Selbst ein winziges Schräubchen kann einiges bewirken. So in etwa ist das auch bei der Zigarette.

Rauchen greift in das ganze Leben ein, weil es Körper und Geist verändert. Rauchen verändert also das Leben. Allerdings nicht so, wie es die Reklame vorgaukelt. Kein Mensch wird durch den Qualm entspannter, lässiger, freier oder was sonst noch alles. Aber unser Stoffwechsel, unser Gehirn, unsere Atmung, unser Kreislauf und noch viel mehr stellen sich auf das Gift aus der Zigarette ein. Rauchen verändert den ganzen Menschen. Daher muss sich auch der Mensch als Ganzes verändern, wenn er vom Rauchen wieder loskommen will.

> **Merke**
>
> Die Zigarette ist wie eine Schraube, die Ihre Sucht in Körper und Geist verankert.

Sie haben ein **Ziel**. Darum lesen Sie diesen Ratgeber. Sie wollen nicht mehr rauchen. Das Ziel ist schon mal hervorragend.

Jetzt brauchen Sie noch den **Weg**. Und um ihn beschreiten zu können, müssen Sie Ihren **Startpunkt** kennen. Um den Weg wird es bei den drei genannten Säulen gehen:

- Entwöhnung,
- Bewegung,
- Ernährung.

Info

Rund jeder dritte Mann und jede fünfte Frau in Deutschland raucht. Das sind zusammen etwa 22 Millionen Menschen. Davon planen circa 54 Prozent, sich das Rauchen abzugewöhnen. Sie sind also in guter Gesellschaft.

Bewegung und Ernährung stellen sicher, dass Sie die Nebenwirkungen des Entzugs gut überstehen und dass Ihre Entwöhnung dauerhaft bleibt. So bewältigen Sie beispielsweise die Umstellung Ihres Stoffwechsels und Ihrer Verdauung und vermeiden eine Gewichtszunahme. Darauf geht der Ratgeber jeweils noch ausführlich ein.

Dieser Weg ist am Anfang beschwerlich. Aber es ist der einzige Weg. Und das Ziel ist lohnend.

Merke

Garantiert zum Ziel von Ihrem Startpunkt über den besten Weg!

Zunächst geht es aber um den Startpunkt. Ihren Startpunkt. Der bestimmt auch, welchen Weg Sie nehmen. Das Ziel ist natürlich fix. Doch der Weg hängt davon ab, von wo Sie beginnen.

Die Bestandsaufnahme. Das Ziel

Merke

Auch ein Weg von 1000 Meilen beginnt mit dem ersten Schritt. Wo starten Sie?

»Entschuldigung! Wie komme ich denn am besten von hier nach …?« Jeder von uns kennt solche Fragen. In dieser Formulierung steckt ein interessanter Aspekt: Es ist durchaus möglich, dass der Fragende die Straße, das Museum oder das Kaufhaus kennt, vielleicht schon zigmal dort war. Aber er weiß nicht, wie er »von hier« dorthin kommt. Vielleicht kennt er sich in diesem Stadtteil nicht aus. Oder er weiß gar nicht, wo er überhaupt ist. Dann hat er zwar ein Ziel vor Augen, aber ohne Start keinen Weg. Das beste Navi der Welt ist nutzlos, wenn es das Ziel gespeichert hat, aber der Satellit nicht lokalisieren kann, wo das Auto gerade steht.

Der Fagerström-Test

Benutzen Sie diesen von Dr. Karl Olav Fagerström entwickelten Test, um Ihre Tabaksucht einzuschätzen. Er bestimmt den Grad der Abhängigkeit von Rauchern. Er beantwortet die Frage: »Wo stehe ich?« Der Fagerström-Test ist international verbreitet, standardisiert und sehr zuverlässig. Bitte beantworten Sie die folgenden sechs Fragen. Dann zählen Sie die dazugehörigen Punkte zusammen. (Und denken Sie daran: Wenn Sie schummeln, betrügen Sie nur sich selbst!)

Frage	Wahlmöglichkeit	Bewertung in Punkten
Wann nach dem Aufstehen rauchen Sie Ihre erste Zigarette?	innerhalb von 5 min	3
	6 bis 30 min	2
	31 bis 60 min	1
	nach 60 min	0
Finden Sie es schwierig, an Orten, wo das Rauchen verboten ist (z.B. Kirche, Bücherei, Kino usw.), das Rauchen zu unterlassen?	ja	1
	nein	0
Auf welche Zigarette würden Sie nicht verzichten wollen?	die erste am Morgen	1
	andere	0
Wie viele Zigaretten rauchen Sie im Allgemeinen pro Tag?	bis 10	0
	11 bis 20	1
	21 bis 30	2
	31 und mehr	3
Rauchen Sie am Morgen im Allgemeinen mehr als am Rest des Tages?	ja	1
	nein	0
Kommt es vor, dass Sie rauchen, wenn Sie krank sind und tagsüber im Bett bleiben müssen?	ja	1
	nein	0
Ihre Punkteanzahl		

Der Fagerström-Test teilt die Zigarettensucht in vier Abhängigkeitsstufen ein:

- gering (0–2 Punkte),
- mittel (3–5 Punkte),
- stark (6–7 Punkte) und
- sehr stark (8–10 Punkte).

Jetzt wissen Sie noch besser, wo Sie stehen: wie ausgeprägt Ihre Sucht ist. Machen Sie sich diesen Ihren Startpunkt bewusst. Er entscheidet mit über Ihr weiteres Vorgehen. Nehmen Sie sich jetzt Ihr Ziel vor:

Ein erstes Ziel: »Ich will endlich aufhören mit dem Rauchen.«

Gut! Das ist ein Ziel, und ein lohnendes dazu. Aber *warum? Wie?* Und *wann?* Beantworten Sie die Fragen im Laufe dieser Einführung, damit Ihr Ziel konkret und plastisch wird.
Zuerst zum Warum – *warum genau* wollen Sie aufhören? Die folgenden Motivationen werden häufig genannt. Die Auflistung soll Ihnen Anregungen geben, sich über Ihr Motiv klarzuwerden und darüber nachzudenken. Denn nur wenn man weiß, warum man eine wichtige Veränderung in seinem Leben vornehmen möchte, kann man sie auch konsequent verfolgen. Sie können gern mehrfach ankreuzen.

Meine Motivation zum Aufhören:

- Das Rauchen ist mir mittlerweile zu teuer.
- Ich will meine Gesundheit nicht weiter schädigen.
- Ich spüre schon gesundheitliche Beeinträchtigungen.
- Rauchen stiehlt mir zu viel Zeit.
- Ich kann mich nicht mehr gut konzentrieren, wenn ich eine Weile nicht geraucht habe.

- Ich will schlicht von nichts abhängig sein.
- Mein Umfeld mag mein Rauchen nicht.
- Mein Partner mag mich kaum noch küssen.
- Ich fürchte, das Rauchen gehört bei mir mit zu viel Alkohol zusammen.
- Es »schmeckt« mir eigentlich gar nicht mehr, aber ich komme nicht davon los.
- Ich bin bei Bewegung und Sport eingeschränkt.
- Ich will mir einfach zeigen, dass ich es schaffe.
- Andere Menschen oder die Umstände zwingen mich dazu.
- Ich will wieder mehr riechen und schmecken.
- Der Mundraum fühlt sich nach dem Rauchen so scheußlich an.

Weitere Motivationen können Sie gern hinzufügen. Arbeiten Sie mit diesem Ratgeber! Dazu ist er da. Idealerweise hängen die Seiten nur noch in Fetzen am Buchrücken, wenn Sie mit ihm fertig sind. Dann brauchen Sie ihn ohnehin nicht mehr.

»*Wie* mache ich das?« – Die Angst vor der letzten Zigarette

Das *Wie* ist Thema des ganzen Ratgebers. Mit allen drei Säulen. Raucherentwöhnung kann man dauerhaft und erfolgreich nur ganzheitlich angehen. Mit dem Rauchen ist es wie mit Computerviren: Sie schreiben ganze Programme um. Es reicht nicht, das Virus zu entfernen. Man muss auch die infizierten Programme reparieren. Aber keine Sorge – dieser Ratgeber zeigt Ihnen Schritt für Schritt, wie das geht.

Wie gehen Sie den Gedanken an, das letzte Mal zu rauchen und dann nie mehr? Mit der Angst vor der letzten Zigarette ist das so eine Sache. Dahinter steckt ein vorauseilendes, wehmütiges »Nur noch ein Mal und dann nie wieder.« Das Ganze verbindet sich oft mit dem Wunsch, die letzte Fluppe noch einmal besonders zu zelebrieren. (So wie in »Blue in the Face«, der Fortsetzung von »Smoke«, wo Jim Jarmusch lange im Tabakladen sitzt und nie seine letzte Zigarette anzündet.)

> **Merke**
>
> Schreiben Sie das Programm Ihres Lebens um.

Wenn die Angst vor diesem letzten Mal bei Ihnen stark ausgeprägt ist, dann setzen Sie sich nicht zusätzlich unter Druck. Selbst wenn Sie nach Ihrem Starttermin der Entwöhnung noch mehrere Zigaretten rauchen, ist Ihr Projekt damit nicht gescheitert. Irgendwann schmeckt Ihnen die Kippe sowieso nicht mehr. Und es gibt Rauchertypen, denen ohnehin anzuraten ist, sich das Rauchen in Etappen abzugewöhnen. Dazu später noch mehr.

»*Wozu* mache ich das eigentlich?« – Ich habe bereits mehrere erfolglose Versuche hinter mir

Kommen wir zum beliebten Spiel »Rauchen abgewöhnen für Loser«. Nein, das ist nur spaßig gemeint. Es gibt aber eine Frage, die Ihnen im Weg steht, wenn Sie aufhören wollen. Sie lautet: *Wozu eigentlich?* Damit verbunden ist die Erwartung, dass Sie sowieso scheitern werden, so wie schon in der Vergangenheit. Diese Frage konkretisiert nicht Ihr Ziel, und sie hat auch mit Start und Weg nichts zu tun. Beliebt ist sie trotzdem.

»Mit dem Rauchen aufzuhören ist kinderleicht. Ich habe es schon hundert Mal geschafft«, lautet ein bekanntes Zitat von Mark Twain. Wenn auch Sie mehrmals erfolglos versucht haben, vom Rauchen loszukommen, ist das eine passende Gelegenheit, diesen Ratgeber weiter persönlich auf Sie zuzuschneiden.

Warum sind Sie rückfällig geworden? Nur wenn Sie die Antwort kennen, können Sie aus dem destruktiven »Wozu?« eine konstruktive Einstellung gewinnen. Bitte nehmen Sie den folgenden Fragebogen sehr ernst. Er wird Ihnen helfen, aus Ihren scheinbaren Misserfolgen Kapital zu schlagen. Bitte tragen Sie auch zusätzliche Gründe in die folgende Liste ein.

Bei früheren Versuchen wurde ich rückfällig, weil ...

- ... ich in Gesellschaft anderer Raucher nicht widerstehen konnte.
- ... mir Kaffee oder Wein/Bier/Whisky ... ohne Zigarette nicht so gut schmecken oder diese Getränke »danach verlangen«.
- ... eine persönliche Krise auftrat.
- ... ich nicht wusste, wie ich mich bei Langeweile beschäftigen sollte.
- ... ich viel Stress im Beruf oder sonstwo hatte.
- ... ich damit so gut Wartezeiten überbrücken kann.
- ... ich an Gewicht zunahm.
- ... ich reizbar wurde und meine Umgebung mich anflehte, dann lieber wieder zu rauchen.

- ... mir etwas fehlte, das ich zwischen den Fingern halten kann.
- ... es Situationen gibt, zu denen für mich einfach eine Zigarette gehört.
- ... andere mir sagen, dass die Zigarette zu mir gehöre.
- ... ich nach dem Essen so gern eine »zur Verdauung« rauche.
- ... ich dabei so schön sinnieren kann.

Falls Sie in der Vergangenheit rückfällig geworden sind, hat das auch einen entscheidenden Vorteil: Sie können Ihr Risiko aus eigener Erfahrung besser einschätzen. Das ist für Sie ein Plus, kein Minus. Außerdem starten Sie jetzt einen neuen Versuch, und diesmal werden Sie es schaffen, wenn Sie den Empfehlungen dieses Ratgebers folgen.

Info

Der Gewinn des Entzugs

Machen Sie sich die Vorteile des Rauchentzugs bewusst. Wer mit dem Rauchen aufhört, dessen Herzschlagfrequenz und Körpertemperatur gleicht sich schon 20 Minuten nach der letzten Zigarette derjenigen des Nichtrauchers an; bei dem hat sich schon acht Stunden nach der letzten Zigarette das Kohlenmonoxid in den Blutbahnen verflüchtigt und dem Sauerstoff Platz gemacht; dessen Herzinfarktrisiko wird schon einen Tag nach dem Rauchstopp kleiner; der erlebt schon zwei Tage nach der letzten Zigarette eine Erneuerung seines Geruchs- und Geschmackssinns; bei dem bessert sich nach drei Tagen die Atmung merklich; dessen Lungenkapazität kann sich nach drei Monaten um bis zu 30 Prozent erhöhen.

»Ich bin ein Junkie.« – *Wie* soll ich dann aufhören?

Fragen Sie sich weiter: *Wie* hören Sie auf? Die Frage werden Sie hier immer wieder lesen, bis Sie genervt sagen: »Ist ja gut! Ich kenne die Antwort inzwischen!«

> **Info**
>
> **Rauchen in Europa**
>
> Statistische Erhebungen haben ergeben, dass in der Europäischen Union 35 Prozent aller Männer und 25 Prozent aller Frauen rauchen. Das beginnt bereits im Alter von 15 Jahren. Aber: Ab einem Alter von 55 Jahren nimmt die Zahl der Raucher deutlich ab. Es sind dann nur noch ca. 17 Prozent.
>
> Deutschland liegt übrigens europaweit im guten Mittelfeld. Führend bei den Rauchern ist Griechenland mit einem Gesamtanteil von 42 Prozent. Ganz unten in der Statistik rangiert Schweden. Hier rauchen nur 16 Prozent.

Bitte erinnern Sie sich an den Fagerström-Test. Danach haben manche vielleicht diesen Ratgeber erleichtert zum Altpapier geschmissen, weil sie maximal 2 Punkte hatten. Aber Sie nicht, denn Sie haben ja bis hier weitergelesen. Tja, dann bleibt nur eines: Sie sind süchtig. Sie sind ein Junkie.

Diese Einsicht ist der erste Schritt. Rauchen ist eine Sucht. Wäre es keine, dann gäbe es keine Probleme mit dem Aufhören. Die Einsicht ist gut und wichtig, wenn sie nicht zur Ausrede wird: »Ich kann nicht anders.« Sie würden auch keinem Fixer sagen: »Pech gehabt! Dumm gelaufen.« Von einer Sucht kann man auch loskommen, dazu muss man sie aber zu allererst ernst nehmen und ihre Faktoren kennen. Die modifizierte Frage lautet daher: *Wie* beenden Sie Ihre ***Sucht***?

Wie genau sieht meine Sucht aus?

Die Einsicht in die Sucht ist eine wichtige Voraussetzung für das Aufhören. Denn der Körper verlangt nach einer Weile regelmäßig sein Nikotin, ohne das er vorher prima auskam. Der Geist sucht sich Scheingründe, um ein Verhalten fortzuführen, das *nur Nachteile* hat. Falls Sie beim letzten Halbsatz den Kopf schütteln: Bitte nennen Sie *einen einzigen Vorteil* des Rauchens. Nur einen stichhaltigen Grund. Es gibt keinen. Nehmen wir an, Sie essen gerade exquisiten französischen Rohmilchkäse und trinken dazu einen guten Wein. Dann kommt eine Spaßbremse um die Ecke, so ein verkniffener Antialkoholiker, der im Fitnessstudio wohnt. Der hält Ihnen einen Vortrag über fettiges Essen und die Schädlichkeit von Alkohol. Juckt Sie das? Nein. Denn Sie haben einen nachvollziehbaren Grund dafür, dass Sie 72-%-Fett-in-der-Trockenmasse mit Äthanol herunterspülen: den Geschmack. Den Genuss. Dieser Ratgeber will nicht für fettes Essen und Alkohol plädieren, aber Fett ist nun mal ein Geschmacksträger, und guter Wein mundet köstlich.

> **Merke**
>
> Machen Sie den Test: Es gibt nicht einen vernünftigen Grund fürs Rauchen.

Genau das fehlt beim Rauchen. Rauchen schmeckt nicht gut. Im Gegenteil. Es schmeckt grauenvoll und tötet sogar den Geschmackssinn. Und wenn wir schon mal dabei sind: Rauchen macht auch nicht durch Zauberkraft geselliger, es hilft nicht bei Stress, nicht beim Denken, und es löst auch keine Probleme. Wenn Sie einen stichhaltigen Grund fürs Rauchen finden, schicken Sie ihn bitte an den Verlag, und ich schwöre, dass ich dann den ganzen Ratgeber von Grund auf überarbeite. Wenn ein Mensch es ohne Rauchen nicht mehr gemütlich finden kann ... wenn er rauchen will, um sich besser zu konzentrieren ... wenn er Wartezeit nicht anders erträgt als mit einer Fluppe – dann heißt das nur eines: dass er süchtig ist und ohne Zigarette solche Situationen nicht mehr im Griff hat.

Info

Studien weisen nach, dass Rauchen die Geschmacksknospen auf der Zunge verändert. Sie werden flacher und schlechter durchblutet als diejenigen der Nichtraucher.

Dieser Ratgeber möchte Ihnen Ihr Leben nicht madig machen. Genießen Sie es voll und ganz. Das Rauchen aber hält Sie gerade davon ab.

Wie hat das Rauchen mich verändert?

Bleiben wir beim Bild des Computervirus. Das Virus ist eingeschleust und macht sich die Programme auf dem Rechner zu Diensten. Der Computer tickt hinterher nicht mehr richtig. So ist es auch mit dem Rauchen.

Merke

Der Lohn fürs Nichtrauchen ist das Nichtrauchen. Sie werden Ihr Leben viel mehr genießen.

Die Auswirkungen auf den Körper stellt dieser Ratgeber später noch ausführlich dar. Hier geht es nur kurz um den Geist. Um die Persönlichkeit. Das Tückische am Nikotin ist, dass es das Bewusstsein oder die Persönlichkeit nicht so verändert wie Ecstasy oder Heroin. Wenn ein Mensch unter diesen Drogen steht, verändert er sich erkennbar. Für sich selbst, und auch für die Umwelt. Beim Rauchen ist es umgekehrt: Solange der Nikotinpegel stimmt, ist alles fein. Dann fühlen sich Raucher genau wie Menschen, die nicht rauchen.

> **Merke**
>
> Raucher rauchen, um sich zu fühlen wie Nichtraucher.

Aber sitzen Sie mal ein paar Stunden neben einem Raucher im Flugzeug. Irgendwann giert er danach, wieder zu rauchen. Und das merkt man ihm an. Er wird ungeduldig und unwirsch. Das kann mit Fingertrommeln beginnen und so weit gehen, dass er die Stewardess anschreit. Und sobald das Flugzeug gelandet ist, verschwindet der Raucher in einer dieser Kabinen mit Abzug, in denen schon andere Raucher stehen und ebenfalls qualmen. Das Ganze sieht aus wie eine Büchse mit dampfenden Sardinen. Kein vernünftiger, cleaner Mensch würde da hineingehen! Niemals!

Nächstes Bild: Stellen wir uns vor, es fallen mal wieder Vögel vom Himmel. Oder Rinder kippen um. In einer Limonade ist irgendein möglicherweise gefährlicher Stoff um ein Tausendstel erhöht. Panik! Gesundheitsgefahr! Auch bei Rauchern. Und dann geht der Raucher zum Kiosk und kauft seelenruhig seine Lungentorpedos. Da steht groß und fett drauf: »Rauchen kann tödlich sein«. Oder Ähnliches. Demnächst prangen vielleicht auch in Deutschland diese Schockbilder auf den Zigarettenschachteln. Kratzt das den Raucher? Nein. So etwas ist selektive Wahrnehmung.

> **Merke**
>
> Rauchen manipuliert Ihre Persönlichkeit.

Raucher sehen alle möglichen Risiken, nur das eine, dem sie sich täglich immer wieder aussetzen, das blenden sie aus. Wer raucht, ist gezwungen, sein Leben nach der Zigarette zu organisieren. Sie gehört in den Alltag, sie braucht dort ihren Platz und ihre Zeit. Oft. Danach muss man sich als Raucher richten. Viele Menschen sind ganz schön intolerant geworden gegenüber Rauchern. Das kann man begrüßen oder kritisieren, aber es ist so. Rauchen bei der Arbeit ist quasi überall passé. Daher müssen sich Raucher ihre Pausen organisieren. In Lokalen müssen sie meist draußen rauchen. In Zügen, Kinos, Behörden, Geschäften ... sind Zigaretten tabu. Da muss man sich schon ein bisschen anstrengen, um noch etwas Tabakrauch inhalieren zu können.

Darauf richten sich Raucher ein. Und das verändert auch ihr Sozialverhalten. Ein Raucher zieht sich für die nächste Zigarette aus interessanten Gesprächen zurück, wenn die im rauchfreien Raum stattfinden. Er steht stundenlang in der Kälte, um rauchen zu können. Er nimmt Ärger mit Schaffnern in Kauf, wenn er während eines kurzen Zugstopps auf dem Gleis raucht. Und so weiter und so fort.

Achtung

Wie das Rauchen schadet

Dass Rauchen der Lunge schadet, weiß jeder. Wussten Sie aber,

- dass Wunden bei Rauchern schlechter heilen?
- dass sich das Risiko für Krebs in Mund und Rachen drastisch erhöht?
- dass Raucher häufiger Potenzstörungen haben?
- dass Rauchen dümmer macht?

Zum letzten Punkt und den anderen finden Sie noch Erläuterungen bei der ersten Säule: »Entwöhnung« (siehe S. 39). Außerdem finden Sie dort zahlreiche andere Beispiele für Folgen des Rauchens.

SELBSTTEST

Nehmen Sie sich ein Blatt Papier und einen Stift. Notieren Sie Situationen der letzten drei Wochen, in denen Sie sich wegen Ihres Rauchbedürfnisses von Nichtrauchern unterschieden haben. In denen Sie sogar Probleme mit Nichtrauchern bekommen haben: Konnten Sie sich nach einer Weile nicht mehr auf die Arbeit konzentrieren? Sind Sie mitten im Gespräch nach draußen gegangen? Haben Sie sich mit Nichtrauchern gestritten, weil die Ihre ausgetretenen Kippen auf der Straße unzumutbar fanden? Hat sich jemand über den Geruch aufgeregt, den Sie vom Rauchen mit ins Haus geschleppt haben?

Wie soll ich mich trauen?

Warum und wie wollten Sie noch einmal *aufhören*? Bevor Sie mir eine Briefbombe basteln wegen meiner ewigen Wiederholungen – wollen Sie wirklich *aufhören*? Oder soll es nur ein halbherziger Versuch sein? Hat Ihnen vielleicht jemand diesen Ratgeber geschenkt? Kommt der Entschluss gar nicht von Ihnen?

Der Entschluss muss sein: Aus, Ende, Finito, Basta! Diesem endgültigen Entschluss steht manchmal das mangelnde Selbstbewusstsein im Weg. Mit dem ist das nämlich so eine Sache. Ein häufiger Grund, warum Menschen mit dem Rauchen anfangen: Sie sind in einer Gruppe, und da rauchen alle. Da macht man dann eben mit. Das spricht nicht gerade für Selbstbewusstsein. Aber das ist Schnee von gestern. Denn Sie haben ja bereits angefangen. Angefangen aufzuhören.

Auch dieses berühmte »sich festhalten an der Zigarette« in Gesellschaft braucht kein Problem mit dem Selbstbewusstsein zu sein. Andere Leute spielen an den Haaren herum. Oder wirbeln Stifte umher. Das alles ist kein Grund, das Rauchen aufzugeben. Es geht vielmehr darum, dass das Selbstbewusstsein oft unter Schlamm begraben liegt, wenn jemand mit dem Rauchen aufhören wollte und es nicht geschafft hat. Da ist sie dann, die erschreckende Selbsterkenntnis, groß und hässlich: »Ich bin ein Junkie.«

Merke

Buchen Sie innerlich keine Rückfahrkarte.

Das ist ja richtig, meint aber: »Ich schaffe es sowieso nicht.« Und das ist Unsinn. Sie haben vielleicht schon versucht aufzuhören. Vielleicht auch mehrmals. Und mit jedem Misserfolg sank das Selbstbewusstsein weiter ab: »Ich kann nicht tun, was ich will. Ich bin nicht selbstbestimmt. Die Zigarette kontrolliert mich, nicht ich sie.« Diesmal werden Sie es aber schaffen. Garantiert.

Erstens steigt statistisch die Erfolgsrate mit jedem neuen Versuch. Und dann haben Sie diesen Ratgeber. Befolgen Sie den, kann nichts schiefgehen. Dieses Erfolgserlebnis wird Ihr Selbstbewusstsein aufrichten. Ihr Ziel war schon bei jedem Versuch richtig. Gehen Sie diesmal auch den richtigen Weg. Sie werden belohnt.

Merke

Ihr Startpunkt soll Sie motivieren, nicht entmutigen.

Wer bestimmt über mein Rauchen?

Warum rauchen Sie eigentlich immer noch? Haben Sie inzwischen einen stichhaltigen Grund für das Rauchen gefunden? Nein. Und warum tun Sie es dann? Weil Ihre Sucht Ihnen das sagt. Das ist Fremdsteuerung oder Fremdbestimmung. Jeder kennt das. Als Kind haben Mama und Papa gesagt: »Räum dein Zimmer auf!« oder »Mach deine Hausaufgaben!« Der Chef sagt uns: »Erledigen Sie heute den Vorfall X!« Der Polizist befiehlt: »Zahlen Sie Geld, weil Sie zu schnell gefahren sind.«

Merke

Es gibt sinnvolle Fremdsteuerung. Rauchen aber ist komplett sinnlos.

Das wollen wir alles nicht. Denn wir fühlen uns durch diese Aufforderungen fremdbestimmt. Diese Art der Fremdbestimmung ist jedoch sinnvoll. Ich wollte heute Morgen nicht aufstehen, sondern lieber liegen bleiben. Ich habe es trotzdem getan, weil das Kind zur Schule muss und ich außerdem sonst kein Geld verdiene. Beim Rauchen ist die Fremdsteuerung jedoch vollkommen sinnlos. Die Sucht erteilt einen Befehl, der nicht einen einzigen Vorteil hat. Im Gegenteil: Wenn man die nächsten Schachteln verqualmt hat, ist man ärmer, kurzatmiger, hat Zeit verloren, und Mundgeruch hat man auch noch.

Übung

Seien Sie vor sich selbst ehrlich: Wie viele Zigaretten am Tag rauchen Sie und denken dabei: »Schmeckt eigentlich gar nicht. Wann bin ich endlich fertig?«

Was für ein dämlicher Befehl! Es braucht ja wirklich nicht alles im Leben vernünftig zu sein, aber das ist kompletter Schwachsinn. Eine Fremdsteuerung, die nur Nachteile bringt, muss aufhören.

Check-up:

Woran sind meine Entwöhnungsversuche bislang gescheitert?

Warum habe ich es bisher nicht geschafft? *Was* kann ich besser machen? Beantworten wir diese Fragen gemeinsam: Zurück zu den Versuchen von früher, die misslungen sind. Es ist Zeit für eine Rückmeldung.
»Ich wurde rückfällig, ...«

»... weil ich in Gesellschaft anderer Raucher nicht widerstehen konnte.«

Dahinter kann zum einen Gruppendruck stecken. Der Wunsch dazuzugehören. Zum anderen hatten Sie genau die Versuchung vor Augen und Nase, die Sie sich versagen wollten.
Es gibt diese Nichtraucher-Gurus, die in solchen Fällen raten, alle Sozialkontakte zu kappen, wo Sie Raucher treffen. Das ist lebensfremd. Wenn Ihre Freunde, Kollegen oder Familienmitglieder rauchen, sollen Sie deswegen nicht vereinsamen. Vielmehr sollten Sie in diesem Umkreis erzählen und betonen, dass Sie aufhören werden oder schon aufgehört haben. In den meisten Fällen wird man neidisch auf Sie sein

und Sie beglückwünschen. Denn insgeheim wollen fast alle Raucher aufhören.

> **Tipp**
> Meiden Sie arme Würstchen!

Heute ist das Rauchen im öffentlichen Leben nicht mehr so präsent wie früher. Das macht den Verzicht eigentlich einfacher: Noch vor wenigen Jahren konnte man keine Kneipe betreten, in der nicht geraucht wurde. Heute herrscht dort Rauchverbot. Auch den Raucherpausen bei der Arbeit braucht man sich ja gar nicht erst anzuschließen. Der grundsätzliche Rat lautet daher am Anfang Ihrer Entwöhnung, so weit wie möglich Situationen zu meiden, in denen andere Ihnen eine vorrauchen. Mit der Zeit wird es viel einfacher für Sie, das Vorrauchen anderer zu ertragen. Und bis dahin hilft Ihnen Ihr noch unabgenutzter Wille durchzuhalten.

> **Tipp**
> Machen Sie Ihren Entschluss publik. Auch ruhig schon vor dem Startdatum.

Allerdings sollten Sie Raucher meiden, die Ihrem Entschluss intolerant oder gar höhnisch begegnen. Das sind arme Würstchen, die Ihnen mit dem Tabak vor der Nase wedeln und sich freuen, wenn sie jemanden in ihre eigene Sucht zurückziehen. Zeigen Sie's denen!

»... weil mir Kaffee oder Wein/Bier/Whisky ... ohne Zigarette nicht so gut schmecken oder diese Getränke ›danach verlangen‹.«

Raucher trinken oft viel Kaffee. Um den Zusammenhang zwischen beidem gibt es einen aus Ländern wie Frankreich und

Italien stammenden Mythos. Daher ein klares Wort: Wenn Sie gern Kaffee mögen, dürfen Sie dazu vieles tun, aber nicht rauchen. Dann schmecken Sie nämlich kaum noch etwas. Die Verbindung von Zigarette und Kaffee stammt jedoch großteils aus Gewöhnung. Und das kommt so:

> **Info**
>
> Koffein baut sich bei Rauchern um bis zu 50 Prozent schneller ab.

Raucher bauen Koffein um bis zu 50 Prozent schneller ab als Nichtraucher. Wenn schon, dann ist es also umgekehrt – nicht der Kaffee »verlangt« nach einer Zigarette, sondern Raucher müssen mehr Kaffee trinken, wenn sie die gleiche anregende Wirkung wie Nichtraucher erleben wollen. Situationen, in denen man gern Kaffee trinkt, sind aber auch oft solche, zu denen man sich das Rauchen angewöhnt hat. Die Mittagspause etwa. Ein innerer Zusammenhang besteht nicht.

Es gibt sogar Menschen, die sich das Rauchen gerade auch mit Kaffee abgewöhnen. Wenn Sie beim Kaffee wehmütig an eine Fluppe denken, spielen Sie mit etwas in der Hand herum. Als würden Sie dort immer noch den Glimmstängel halten. Ansonsten kann schwarzer Tee zur Abwechslung empfehlenswert sein, um die Verbindung von Kaffee und Zigarette zu entkoppeln.

> **Merke**
>
> Die rauchenden Idole sind keine!

Kaffee und Zigaretten, Whisky und Zigaretten – dabei haben wir die coolen Bilder von Idolen wie John Wayne und Humphrey Bogart im Kopf. Mann, waren die cool! Allerdings starb John Wayne an Lungenkrebs, Bogart an Speiseröhrenkrebs. Und beide erhielten Geld von der Zigarettenindustrie fürs Rauchen, wie so viele ihrer Kollegen.

Beim Alkohol tritt das Risiko des Kontrollverlustes hinzu. Wer zu viel trinkt, wird leicht rückfällig beim Rauchen. Übermäßiger Alkoholgenuss ist daher tabu, wenn man sich das Rauchen abgewöhnt. Zu viel Alkohol passt aber ohnehin nicht ins Konzept dieses Ratgebers. Dazu später noch mehr.

Tipp

Verlieren Sie bei der Entwöhnung niemals die Kontrolle durch Alkohol.

»... weil eine persönliche Krise auftrat.«

Solche Rückfälle erklären sich oft daraus, dass man sich während der Krise am liebsten zurückversetzen möchte – in die Zeit, als sie noch nicht da war und man noch rauchte. Außer Husten kommt aber leider nichts zurück. Ansonsten entschuldigt man sich in solchen Zeiten leicht: »Wenn es mir schon dreckig geht, dann darf ich wenigstens rauchen.«

Vernünftig betrachtet müsste es zwar genau umgekehrt sein, aber Vernunft ist nicht alles. Schließlich erfordert auch die Entwöhnung vom Nikotin viel Willen, den man bei Krisen nicht überfordern soll.

Wenn wirklich eine Krise über Sie hereinbricht und es nicht nur um Ausreden geht, dann sagen Sie sich: »Aufgeschoben ist nicht aufgehoben.« Dann verschieben Sie die Entwöhnung.

Merke

Außer Husten kehrt nichts zurück.

»... weil ich nicht wusste, wie ich mich bei Langeweile beschäftigen sollte.«

> **Tipp**
>
> Keine Zigaretten in Reichweite!

Das sind die Situationen, in denen man an der Haltestelle wartet. Oder sonst gerade nichts zu tun hat. Tut mir leid: Da müssen Sie einfach durch. Hier geht es um reine Gewöhnung. Die Langeweile hat einen Vorteil: Sie geht in absehbarer Zeit vorbei. Bis dahin ist es gut, dass Sie keine Zigaretten bei sich haben, um sich schnell eine anzustecken. Und Sie sprechen natürlich auch niemanden auf eine Kippe an.

»... weil ich viel Stress im Beruf oder sonstwo hatte.«

> **Tipp**
>
> Fühlen Sie sich wie ein Nichtraucher: Entspannen Sie, indem Sie Ihren Körper recken. Tief ein- und ausatmen. Denken Sie an etwas Schönes. Tun Sie alles Mögliche. Nur rauchen Sie nicht. In Wirklichkeit stresst es Sie.

Bei »Wie hat das Rauchen mich verändert?« stand bereits »Dann fühlen sich Raucher genau wie Menschen, die nicht rauchen.« Nicht mehr so angespannt.
Aber Rauchen entspannt nicht. Im Gegenteil – es stresst. Raucher weisen einen viel höheren Wert des Stresshormons Cortisol auf als Nichtraucher. Und zwar beim Entzug. Gegen einen hohen Cortisolwert wirkt das Nikotin ganz prima. Bis es sich wieder abbaut. Dann kommt neuer Entzug. Und die nächste Zigarette. Und so weiter ... Nikotin entspannt nur Raucher auf Entzug. Nichtraucher haben das nicht nötig.

»... weil ich damit so gut Wartezeiten überbrücken kann.«

Ein kleiner Unterschied zum »Langeweile«-Punkt: Das Überbrücken von Wartezeiten braucht nicht mit ritualisierter Gewöhnung in bestimmten Situationen zusammenzuhängen. Hier hat man in unterschiedlichen Situationen etwas Zeit. Viele Menschen ertragen es nicht, nichts zu tun. Aber Qualm einzuatmen und auszublasen ist auch nicht gerade spannend. Mit der Hand, die Sie gerade frei haben, können Sie auf Ihrem Smartphone besser den nächsten Level von Super-Mario erreichen. Oder Ähnliches. Stephen King liest immer, wenn er in der Schlange steht.

> **Tipp**
>
> Schaffen Sie neue Beschäftigungen und Automatismen für Wartezeiten.

»... weil ich an Gewicht zunahm.«

Ja. Das ist ein Problem. Und ein Grund dafür, dass dieser Ratgeber das Nicht-mehr-Rauchen ganzheitlich angeht. Dann ist es kein Problem mehr. Vorausgeschickt: Selbst wenn man seine Ernährung und Bewegung nicht umstellt und nach der Entwöhnung vom Rauchen zwei bis vier Kilo zunimmt, ist das immer noch besser, als weiterzurauchen.

Zu den Fakten: Tabak wirkt sich zum einen negativ auf

> **Merke**
>
> Die Entgiftung verändert Ihren Stoffwechsel zurück zum gesunden Stand.

die Fettverteilung innerhalb des Körpers aus, so dass sich mit der Zeit mehr Fett um die Taille ansammelt. Zum anderen stellt sich bei Rauchern der Stoffwechsel um. Er beschleunigt sich und verbraucht ungefähr zweihundert Kilokalorien mehr am Tag. (Das entspricht etwa einem Croissant.) Hört man mit dem Rauchen auf, normalisiert sich der Stoffwechsel wieder. Wenn Sie dann genauso essen und sich genauso bewegen wie vorher, nehmen Sie zu. Sie verbrennen ein paar Kalorien weniger, aber alles andere bleibt gleich.

Merke

Eine veränderte Ernährung und mehr Bewegung werden Ihnen helfen.

Dazu kommt der Entzug. Die Lust auf eine Zigarette fühlt sich beim Ex-Raucher häufig so an wie Hunger. Es ist kein Hunger, aber der Körper suggeriert es. Außerdem erwacht nach dem Rauchstopp Ihr betäubter Geschmacks- und Geruchssinn. Das steigert den Appetit. Darauf reagieren Ex-Raucher gern mit Süßigkeiten als Suchtersatz. Das ist zwar immer noch besser, als zu rauchen. Doch auch das kann ein Grund fürs Zunehmen sein.

Info

Zur Raucherentwöhnung gehören auch eine andere Ernährung und Bewegung. Deshalb widmet sich dieser Ratgeber diesen Punkten noch ausführlich.

»... weil ich reizbar wurde und meine Umgebung mich anflehte, dann lieber wieder zu rauchen.«

Man will rauchen und »darf nicht«. Aus Verzweiflung würde man anderen Rauchern am liebsten einen Zungenkuss geben. Man würde eine Niere eintauschen für eine Zigarette. Aber man darf nicht. Da soll man nicht aggressiv werden ...? Wenn bei Ihnen schlimme Aggressionen auftreten, hauen Sie in ein Kissen, oder besorgen Sie sich einen Sandsack. Ansonsten verschieben Sie größere Probleme auf die Zeit nach Ihrem Entzug, soweit möglich. Am wichtigsten aber: Bewegung, Bewegung, Bewegung! Das Problem mit der Aggression geht schnell vorbei. Es gibt auch Ex-Raucher, die nach dem Stopp zu Depressionen neigen. Auch da hilft Bewegung, die zweite Säule bei der Rauchentwöhnung.

> **Tipp**
>
> Bewegung, Bewegung, Bewegung!

»... weil mir etwas fehlte, das ich zwischen den Fingern halten kann.«

Ein nicht zu unterschätzendes Phänomen. Wenn es ein Zeichen von Nervosität oder Zeichen innerer Aktivität ist, hilft auch ein Stift, ein Gummiband oder ein kleiner Ball statt einer Zigarette. Wenn man aber in Gesellschaft irgendetwas braucht, um sich »daran festzuhalten«, dann kann man sich gut einen Ersatz suchen, der ebenso geeignet ist, aber nicht so stinkt wie eine Kippe.

»... weil es Situationen gibt, zu denen für mich einfach eine Zigarette gehört.«

Es gibt Situationen, in denen Raucher gar nicht darüber nachdenken, dass sie jetzt rauchen. Sie tun es automatisch. Diese Situationen sind für jeden verschieden. Ein oft genanntes Beispiel ist das Telefonieren. Das Warten im Auto vor der roten Ampel. Das Tippen wichtiger Briefe. Oft machen sich Raucher solche automatischen Griffe gar nicht bewusst. Denn sie sind pure Gewöhnung. Das Rezept ist einfach: Es dürfen keine Zigaretten in der Nähe sein.

Tipp

Haben Sie etwas anderes in der Nähe als Stinkstängel.

»... weil andere mir sagen, dass die Zigarette zu mir gehöre.«

Das hört man hin und wieder. Das ist der »Bogart-und-Wayne«-Spruch, und wenn er von Rauchern kommt, tritt vermutlich der Arme-Würstchen-Faktor hinzu. Lassen Sie sich um Himmels willen nicht von anderen Ihr Selbstbild diktieren. Schon gar nicht, wenn Sie mit dem Rauchen aufhören.

»... weil ich nach dem Essen so gern eine ›zur Verdauung‹ rauche.«

Die Zigarette nach dem Essen ist für viele Raucher besonders angenehm. Nikotin steigert die Produktion von Magensaft und regt den Darm an. Gleichzeitig lässt Nikotin die Muskulatur von Magen und Darm erschlaffen. Die Nahrung passiert den Verdauungstrakt also schneller, aber der Körper verdaut schlechter. Er nimmt die Nährstoffe schlechter auf. Beim Rauchentzug fehlt dem Körper auf einmal das Gift. Das kann zu Verstopfung führen. Das ist ein weiterer Grund für die dritte Säule der Rauchentwöhnung: die Ernährung.

Info

Raucher verdauen schlechter als Nichtraucher.

Tipp

Es hilft der Verdauung, wenn man viel trinkt. Ideal ist auch rohes Gemüse, besonders Sauerkraut. Und: Die zweite Säule hilft ebenfalls – viel Bewegung.

»... weil ich dabei so schön sinnieren kann.«

Nikotin stimuliert das Gehirn und beruhigt es gleichzeitig. Es kann auch kurzfristig die Konzentrationsfähigkeit erhöhen. Das spielt für Raucher aber keine Rolle. Sie sind dagegen längst immun (Toleranzbildung). Die positiven Wirkungen des Nikotins sind bei Rauchern minimal.

Merke

Verwechseln Sie nicht Ursache und Wirkung. Rauchen schadet dem Gehirn. Nehmen Sie sich lieber Ruhe und Zeit.

Raucher klagen vielmehr über Konzentrationsschwächen, wenn sie eine Weile nicht rauchen dürfen. Der Satz mit dem »Sinnieren« stammt wohl daher, dass man in Rauchsituationen oft etwas Zeit und Ruhe hat, um nachzudenken (die »Rauchpausen«). Ansonsten kann Rauchen das Kurzzeitgedächtnis schädigen und ist als Denkhilfe nicht zu empfehlen. Im Gegenteil.

Definieren Sie Ihr Ziel, und durchbrechen Sie den Teufelskreis.

Wenn Sie den Ratgeber bis hierher durchgearbeitet haben, kennen Sie Ihren Ausgangspunkt. Sie kennen Ihr Raucherverhalten und Ihre Risikopunkte: den Start. Sie haben auch schon eine Vorstellung von Ihrem Ziel. Aber es muss *noch konkreter* werden. Dann erst können Sie sich um den Weg dahin kümmern.

> **Merke**
> Je konkreter das Ziel, desto besser.

Das Ziel soll so konkret sein, wie es nur irgend geht. »Ich will mit dem Rauchen aufhören« ist schon mal gut, klingt aber unverbindlich.

Wann wollen Sie aufhören? Wählen Sie dazu einen Zeitpunkt, der für Sie markant ist und den Sie für sich als neuen Anfang definieren können. Viele Menschen nehmen dazu das Neue Jahr. Prinzipiell ist das nicht dumm. Denn der Jahreswechsel ist ein Einschnitt und als Zeitpunkt gut geeignet. Wenn viele Menschen nach Neujahr rückfällig werden, liegt das kaum am Termin. Wenn Sie aber etwa im Mai den Entschluss fassen aufzuhören, wäre es Unsinn, sieben Monate zu warten. Suchen Sie sich Ihren persönlichen markanten Termin. Der muss dann aber fix sein. Absolut.

Mein persönlicher und absoluter Starttermin ist:	

Das bedeutet nicht unbedingt, dass Sie scheitern, wenn Sie danach noch einmal eine Zigarette rauchen. Nur verlängert das die Dauer Ihrer Entwöhnung. Zwar hat es sich als hilfreich erwiesen, von heute auf morgen ganz mit dem Rauchen aufzuhören. Aber es gibt durchaus Naturelle, zu denen ein Ausschleichen des Rauchens passen kann.

Wenn Sie eine ausgeprägte »Angst vor der letzten Zigarette« haben, dann machen Sie sich klar, dass die Welt nicht untergeht, wenn Sie nach Ihrem Termin noch einmal schwach werden. Und gerade für Vielraucher kann es sinnvoll sein, sich erst einmal diejenigen Zigaretten abzugewöhnen, bei denen es am leichtesten fällt.

Das Ziel vorstellen

Visualisieren Sie Ihr Ziel unbedingt!

Fassen Sie es für sich also ganz konkret: Malen Sie ein Bild. Riechen Sie. Hören Sie. Schmecken Sie. Tasten Sie.

Wie wird Ihr Leben aussehen, wenn Sie nicht mehr rauchen?

Stellen Sie sich Dinge vor wie:

- Ich habe mehr Zeit.
- Ich muss nicht mehr.
- Vom ersparten Geld kann ich mir endlich etwas für mein Hobby kaufen.
- Stellen Sie sich Fragen wie:
- Wie sieht meine Beziehung aus, wenn ich nicht mehr rauche?
- Wie wirkt sich das Aufhören auf meine Freunde aus?
- Wie auf meine Arbeit?

Ihr Bild kann gar nicht facettenreich und konkret genug sein.

Haben Sie ein klares Bild von sich als Nichtraucher vor Augen? Gut. Dann haben Sie jetzt einen Startpunkt und ein Ziel. Jetzt kommt der Weg. Auf diesem Weg müssen Sie den Teufelskreis beim Rauchen durchbrechen: mit dem Rauchen das Verlangen zu stillen, neues Verlangen zu entwickeln und wieder zu rauchen. Noch einmal: Nach dem Rauchen fühlen Sie sich so, wie sich ein Nichtraucher den ganzen Tag fühlt. Den Weg zu diesem Gefühl ohne Zigarette beschreiten Sie *ab jetzt*. Auf drei Säulen.

Merke

Die drei Säulen helfen Ihnen, den Teufelskreis zu durchbrechen.

III. Säule 1:

Entwöhnung

Jetzt kommt Butter bei die Fische. Es wird konkret. Betrachten Sie Ihre Sucht ganz genau. Dann verstehen Sie auch im Einzelnen,

- welche Hindernisse Ihnen beim Entzug begegnen und
- warum Sie sich das Rauchen nur ganzheitlich abgewöhnen können.

Um das Netzwerk Ihrer Sucht geht es jetzt zuerst. Dann werden Sie sehen, wie Sie Ihre Erkenntnisse umsetzen und zum Ex-Raucher werden.

»Die Zigarette« ist ein ganzes Netzwerk. Ein infames.

Der Tabak nimmt Ihren Körper und Ihren Geist als Geiseln. Lesen Sie nach, wie er das im Einzelnen tut. Raucher denken meist, sie wüssten schon selbst um die Gefahren. »Steht ja alles auf den Packungen und so.« Wollen wir wetten, dass nicht?

Achtung

Visualisieren Sie die Folgen des Rauchens genauso konkret, wie Sie das mit Ihrem Ziel tun: dem Nichtrauchen. Diese detaillierten Bilder mögen grausam sein, aber auch sie werden Ihnen helfen durchzuhalten. Und visualisieren Sie auch die Belohnungsbilder: wie Sie sich wieder erholen, wenn Sie das Rauchen aufgeben.

Rauchen und der Körper

Lange sagte man, Rauchen sei eine rein psychische Abhängigkeit. Dann schauen wir doch mal:
Das Suchtpotenzial des Tabakrauchs ist vergleichbar mit dem von Heroin. Nikotin in reiner Form ist hochgiftig und Tabakrauch eine der am schnellsten süchtig machenden Substanzen.

?! Quiz-Frage

Ab welcher Menge ist reines Nikotin für den Menschen tödlich?

a. **Ab einem halben Kilo**
b. **Ab 20 Gramm**
c. **Ab 0,05 Gramm**

Antwort: c). Bereits 0,05 Gramm reines Nikotin sind für den Menschen tödlich. (Schauen Sie dazu ruhig den Film »Thank you for smoking«, in dem auf einen Tabaklobbyisten ein Anschlag mit Nikotinpflastern verübt wird.)

Jetzt folgt ein Schweinsgalopp durch die körperlichen Folgen des Rauchens. Es sind so viele, dass sich dieser Ratgeber auf einen Überblick beschränkt. Klar – Rauchen schadet der Lunge. Aber wussten Sie, dass Raucher schneller blind werden und eher Osteoporose bekommen? Dass die Schadstoffe im Rauch Sie um ein Vielfaches schneller altern lassen?
Haben Sie oft kalte Hände und Füße? Das liegt an der schlechten Durchblutung. Und die liegt am Rauchen. Das Nikotin verengt Ihre Blutgefäße. Kalte Gliedmaßen sind aber noch Peanuts:

?! Quiz-Frage

Was passiert mit Schädlingen, die von den Blättern der Tabakpflanze fressen?

a. **Sie fressen weiter, da sie das schädliche Nikotin durch die Verdauung wieder ausscheiden.**
b. **Sie suchen sich eine andere Pflanze, da das Nikotin nicht ihrem Geschmack entspricht.**
c. **Sie werden süchtig und sterben an den Folgen des übermäßigen Konsums.**
d. **Sie sterben, weil das Nikotin ins Nervensystem gelangt und dort tödlich wirkt.**

Antwort: d). Sie sterben. Ohne Sucht und Übermaß.

Die schlechte Durchblutung schadet Ihrem *Gehirn*. Bei einem *Schlaganfall* stirbt Hirngewebe ab. Es kommt zu Lähmungen und zum Verlust der Sprache.
Die schlechte Durchblutung schadet Ihrem *Herz*. Bei einem *Herzinfarkt* stirbt Gewebe des Herzmuskels ab. Losgelöste Fasern verstopfen wichtige Blutbahnen.

?! Quiz-Frage

Welche dieser Stoffe sind nicht im Zigarettenrauch enthalten?

a. **Kohlenmonoxid und Ammoniak**
b. **Chrom und Blausäure**
c. **Formaldehyd und Natrium**

Antwort: c). Das bedeutet: a) und b) stimmen. Zigarettenrauch enthält zahlreiche krebserzeugende und andere giftige Stoffe, darunter neben a) und b) auch Kohlenwasserstoffe, Methanol, Stickoxide und Arsen.

Die schlechte Durchblutung schadet Ihren *Augen*. Dort sterben Sinneszellen um die Makula ab, die für die Sehschärfe zuständig ist. Das erhöht das Risiko von *Grauem Star*. Folge: Erblindung.

Die schlechte Durchblutung lässt Ihre *Haut fahl und faltig* werden. *Wunden* verheilen schlechter. In schlimmen Fällen gar nicht mehr.

Durch das Rauchen können sich die Blutgefäße derart verengen, dass ein *Arterienverschluss* auftreten kann (»*Raucherbein*«). Neben ständigen stechenden Schmerzen kann es bis zur Amputation kommen.

?! Quiz-Frage

Wie viele Kilogramm Teerstoffe gelangen in Ihre Lunge, wenn Sie zehn Jahre lang zehn Zigaretten am Tag rauchen?

a. 0,25 kg
b. 1 kg
c. 25 kg.

Antwort: b). 25 Kilo, wie in Antwort c), wären zugegebenermaßen ein bisschen viel. Aber ein Kilo kommt zusammen.

Die Giftstoffe im Tabakrauch überreizen das *Immunsystem*: Es reagiert zu stark – kann *Allergien* auslösen und den eigenen Körper angreifen.

Raucher erkranken vermehrt an *Knochenschwund (Osteoporose)*. Hier löst sich die feste Knochenmasse auf: Die Knochen werden locker und brüchig.

Rauchen zerstört Ihr *Lungengewebe*. Der Begriff »*Raucherhusten*« steht beschönigend für schleichenden Tod: Es beginnt mit morgendlichem Husten und geht weiter über Husten mit Auswurf. Das Lungengewebe reduziert sich Stück für Stück. Die Lungenfunktion wird kleiner und kleiner, bis zur dauernden Atemnot.

?! Quiz-Frage

»Raucherhusten« heißt medizinisch »chronisch-obstruktive Lungenerkrankung« (COPD). Die Zahl der COPD-Patienten steigt ständig. Was schätzen Sie: Wie viele COPD-Patienten sind Raucher?

a. **Etwa 20 %**
b. **Etwa 50 %**
c. **Etwa 80 %**

Antwort: c) Sogar mehr als 80 %. Umgekehrt betrachtet erkranken etwa 30 % der Raucher an schwerer COPD.

Rauchen erzeugt *Krebs*. Nicht nur in der Lunge. *In jedem Organ*. Beginnen kann es etwa mit chronischen Entzündungen in Mund und Rachen. Das kann auch ein Vorstadium von Kehlkopfkrebs sein. Dann muss man dem Raucher den Kehlkopf entfernen. Er muss durch ein Loch im Hals atmen und sprechen. Rauchen verursacht neun von zehn Lungenkrebs-Todesfällen. Rauchen verursacht drei von zehn Krebsfällen insgesamt.

?! Quiz-Frage

Zigarettenrauch hat es in sich. Wie viele chemische Verbindungen verbergen sich im Tabakqualm?

a. **Mehr als 40**
b. **Mehr als 400**
c. **Mehr als 4000**

Antwort: c) Von diesen über 4000 chemischen Verbindungen sind rund 60 nur die Spitze des Eisbergs: Sie sind krebserregend.

So weit das Horrorkabinett. Verschließen Sie AUF GAR KEINEN FALL die Augen davor. Schauen Sie dem Schrecken mit offenem Visier ins Gesicht. Einige Menschen motiviert dies schon, mit dem Rauchen Schluss zu machen. Hier kommt aber noch viel mehr Ermutigung: die Belohnung, wenn Sie mit dem Rauchen aufhören. Es ist keinesfalls alles zu spät für Ihre Gesundheit.

»Nach einem Rauchstopp fühlen Sie sich stark, gesund und frei!« Das stammt nicht von mir, sondern ich zitiere das Deutsche Krebsforschungszentrum. Wenn Sie mit dem Rauchen aufhören, wird sich Ihr Körper wieder erholen. Folgendes wird geschehen:

Tipp

Nutzen Sie Angst und Schrecken als Ansporn für das Aufhören. Kombinieren Sie den Horror für Ihre Gesundheit mit der Freude auf die Rettung nach dem Stopp.

Dickschiffe nach vorn – schon innerhalb weniger Jahre sinkt Ihr Risiko für die meisten *Krebs*arten deutlich. Bereits zehn Jahre nach dem Stopp ist Ihr Risiko für Lungenkrebs nur noch halb so hoch.

Zwei Jahre nach dem Aufhören haben Sie das gleiche Risiko für Erkrankungen an *Herz und Kreislauf* wie ein Nichtraucher. Schon eine Woche nach dem Stopp normalisiert sich Ihr Blutdruck und sinkt.

Quiz-Frage

Wie lange dauert es nach dem Beenden einer Zigarette, bis sich Herzfrequenz und Körpertemperatur eines Rauchers der von Nichtrauchern angeglichen haben?

a. **Rund 20 Minuten**
b. **Rund 20 Stunden**
c. **Rund 20 Tage**

Antwort: a). Das dauert keine halbe Stunde. Nach weiteren acht Stunden wird giftiges Kohlenmonoxid in den Blutbahnen vollständig durch Sauerstoff ersetzt.

Bereits nach drei Tagen bessert sich die Funktion Ihrer *Atemwege*. Falls Sie unter COPD leiden, bessert sich auch diese. Sie verlängern Ihr Leben. Drei bis neun Monate nach dem Aufhören lassen Husten und Atemwegsbeschwerden nach. Ihr persönliches Erscheinungsbild verbessert sich: Ihre *Haut* glättet sich und bekommt ein frischeres Aussehen. Die Verfärbungen an Ihren *Fingern* und *Zähnen* verschwinden. Der schlechte Geruch Ihrer *Haare* und Ihrer *Kleidung* verfliegt.

?! Quiz-Frage

Welcher Rauch ist schädlicher – der vom Raucher ausgeatmete oder der von der Zigarette ausströmende?

a. **Beide Arten des Rauchs sind gleich schädlich.**
b. **Der vom Raucher ausgeatmete Qualm ist schädlicher.**
c. **Der von der Zigarette ausströmende Qualm ist schädlicher.**

Antwort: c). Der Rauch, den die Zigarette ausströmt, ist sogar viermal so schädlich wie der, den der Raucher durch die Zigarette inhaliert.

Frauen erhöhen ihre *Fruchtbarkeit*. *Schwangere* Frauen verringern das Risiko von Komplikationen, auch wenn sie das Rauchen noch während der Schwangerschaft beenden. Männer erhöhen durch einen Rauchstopp ihre *Potenz* und ihre *Zeugungsfähigkeit*.

Sie verbessern Ihre *Fitness*, leben gesünder und sind belastbarer. Last but not least: Sie schonen die *Gesundheit anderer*, gerade auch der Menschen, die Ihnen nahestehen.

Zeitplan: So erholt sich Ihr Körper, wenn Sie aufhören zu rauchen	
Nach 20 Minuten	Puls und Blutdruck sinken. Ihre Hände und Füße werden besser durchblutet.
Nach 12 Stunden	Der Gehalt von Kohlenmonoxid im Blut sinkt auf Normalwert. Ihre roten Blutkörperchen können dadurch besser arbeiten. Alle Organe werden besser mit Sauerstoff versorgt. Sie fühlen sich jetzt schon agiler.
Nach 24 Stunden	Ihr Geruchs- und Geschmackssinn verbessert sich.
Nach 2–12 Wochen	Ihre Lungenfunktion regeneriert sich. Ihr Kreislauf erholt sich. Ihr Immunsystem wird stärker. Ihre Haut sieht frischer aus.
Nach 3 Monaten	Die Fruchtbarkeit bei Frau und Mann verbessert sich. Bei der Frau erholen sich die Eierstöcke und die Gebärmutter. Beim Mann werden die Spermien beweglicher.
Nach 6 Monaten	Die Schleimhäute in Hals, Nase und Ohren haben sich erholt. Sie bekommen besser Luft, weil sich Ihre Nasennebenhöhlen regeneriert haben.
Nach 9 Monaten	Ihre Lunge hat sich zum Teil regeneriert. Raucherhusten und Kurzatmigkeit gehen zurück. Sie können frei durchatmen. Die Gefahr von Lungenentzündung oder Bronchitis ist erheblich reduziert.
Nach 1 Jahr	Ihr Risiko für einen Herzinfarkt hat sich halbiert. Ihr Blut wird flüssiger, Ihre Blutgefäße stabiler. Blutdruck und Cholesterinspiegel haben sich deutlich gebessert. Die Nieren arbeiten besser. Die Gefahr, an Diabetes zu erkranken, hat stark abgenommen.

Nach 2 Jahren	Sie haben das gleiche Risiko für Erkrankungen an Herz und Kreislauf wie ein Nichtraucher.
Nach 5 Jahren	Das Risiko für Mund-, Kehlkopf-, Speiseröhren- und Blasenkrebs hat sich halbiert. Bei Frauen hat sich die Gefahr von Gebärmutterhalskrebs auf das Maß einer Nichtraucherin reduziert. Ebenfalls auf das Maß von Nichtrauchern gesunken ist das Risiko eines Schlaganfalls.
Nach 10 Jahren	Das Risiko für Lungenkrebs hat sich halbiert. Gleiches gilt für Krebs von Rachen und Bauchspeicheldrüse.

Rauchen und die Psyche

Der russische Forscher Iwan Pawlow unternimmt 1905 eine Reihe von Experimenten, für die er später den Nobelpreis erhält: Er bietet einem Hund Futter dar. Dies ist ein sogenannter unbedingter Reiz. Der Hund reagiert mit einer unbedingten Reaktion: Speichelfluss. Ein andermal klingelt Pawlow mit einer Glocke (neutraler Reiz). Der Hund zeigt keine Reaktion. Später klingelt Pawlow immer dann mit der Glocke, wenn er dem Hund Futter darbietet. Dann klingelt er ohne Futter die Glocke. Nun reagiert der Hund allein auf den Glockenton mit Speichelfluss. Das Phänomen heißt seitdem »Konditionierung«.

Merke

Sie haben Ihren Geist so konditioniert wie Pawlow seine Hunde.

Genau das passiert beim Rauchen mit Ihrer Psyche. Bevor Sie anfingen zu rauchen, tranken Sie glücklich Ihren Kaffee, warteten seelenruhig auf die Straßenbahn, saßen stundenlang im Zug, standen morgens verschlafen auf, aßen gut, saßen zusammen mit Freunden und fühlten sich verdammt cool – und Ihnen fehlte absolut nichts. Sie konnten auch gestresst sein, den ersten Liebeskummer haben oder eine Klassenarbeit vergeigen – damit wurden Sie anders fertig als durch Rauchen.

Seit Sie süchtig sind, beherrscht Sie in solchen Situationen aber die Gier nach dem Kick. Sie denken, Sie könnten dann nicht mehr anders. Das ist Pawlowsche Konditionierung. Das ist psychische Sucht. Dieser Eingriff in Ihren Geist ist leider nicht zu unterschätzen. Auch nicht gegenüber den schweren körperlichen Folgen. Aus der Konditionierung folgt aber ein wichtiger Satz:

Sie haben sich das Rauchen beigebracht, und Sie können und werden es sich auch wieder abgewöhnen.

Ihre psychische Sucht bewirkt, dass Sie sich Zigaretten auch anstecken, wenn Ihr Nikotinpegel noch hoch ist. Und zwar immer dann, wenn Sie in eine Lage kommen, in der Sie aufs Rauchen konditioniert sind. Die psychische Abhängigkeit ist daher unabhängig von der körperlichen. Sie müssen sie also auch eigenständig bekämpfen.

Einsicht kann schon der erste Schritt zur Besserung sein: Wenn Sie etwa ein Feuerzeug betrachten und rauchen wollen, ist es nicht das Feuerzeug selbst, das Sie dazu bewegt. Es ist *Ihre Sicht* auf das Ding. »Ein Baum ist ein Baum ist ein Baum.« Dasselbe gilt für Feuerzeug, Sonntagszeitung, Kaffeetasse und Terminkalender. Es sind nur Dinge. Sie allein haben ihnen die Bedeutung eines Reizes zum Rauchen gegeben. Und Sie allein können und werden ihnen diese Bedeutung auch wieder entziehen.

Die Folgen des Rauchens für Ihre physische Gesundheit sind sehr real. Bei Ihrer Psyche hingegen arbeitet der blaue Dunst nur mit Taschenspielertricks. Schauen wir uns die Bereiche an:

»Rauchen motiviert/belohnt.« Raucher kennen die »Motivation« vor der Aufgabe und die »Belohnung« danach. Man kann sich mit allem Möglichen motivieren oder belohnen. Ein Masochist motiviert sich vielleicht, indem er sich einige Male mit dem Hämmerchen auf den Daumen haut. Ein Sadist seziert nach getaner Arbeit vielleicht einen Frosch bei lebendigem Leibe. Raucher rauchen dann. Motivieren und belohnen Sie sich anders. Egal wie. Mit etwas, das Ihnen gefällt. Das funktioniert genauso gut und schadet Ihnen nicht.

Merke

Was ist Rauchen auf psychischer Seite? Selbsttäuschung und Selbstbetrug. Sonst nichts.

»Rauchen hilft, Unsicherheit zu überspielen.« Das ist das »Sich festhalten an der Zigarette«. Nehmen Sie dazu irgendetwas anderes: Stift, Handy, Haarsträhne, Zeitung ... oder vergraben Sie die Hände einfach in den Taschen.

»Rauchen beruhigt.« Ja. Den Entzug. Ansonsten wirbelt es Ihren Kreislauf durcheinander.

?! Quiz-Frage

Was bewirkt Nikotin in kleinen Dosen im menschlichen Körper?

a. **Eine Erhöhung des Adrenalinspiegels**

b. **Müdigkeit**

c. **Schwindel, Durchfall und Atemlähmung**

d. **Konzentrations- und Gedächtnisstörungen**

Antwort: a) Die Erhöhung des Adrenalinspiegels führt dann zur Steigerung des Blutdrucks, Speichelfluss, Schwindel, Übelkeit, Erbrechen, Durchfall und Krämpfe sind die Symptome einer Nikotinvergiftung. Sie führt zum Tod durch Atemlähmung.

»*Rauchen hilft, sich zu konzentrieren.*« In einer Folge der »Bella-Block«-Krimis steht Hannelore Hoger vor einer Alkoholikerin auf Entzug, die kein zusammenhängendes Wort herausbringt. »Trinken Sie doch endlich!«, schreit die Kommissarin. Erst als die Säuferin einen Schluck aus der Pulle nimmt, kann sie Informationen zur Notlage geben. So leid es mir tut – genauso ist es beim Rauchen. Die Zigarette beseitigt nur kurz die Konzentrationsmängel des Entzugs.

»*Rauchen hilft, Probleme zu lösen.*« Nein. Tut es nicht. Die Behauptung erinnert ans Betrinken bei Liebeskummer. Weitverbreitet, aber vollkommen nutzlos. Das ist so, als würde man sagen: »Gummibärchen helfen, Probleme zu lösen.« Wenigstens stinken die aber nicht, ruinieren nicht die Gesundheit – und deutlich billiger als Zigaretten sind sie auch.

»*Rauchen hilft, Stress zu bewältigen.*« Ein beliebter Satz. Daher steht er hier nach der Bestandsaufnahme erneut. Machen Sie sich bewusst: Wenn Sie mit dem Rauchen aufgehört haben, werden Sie den Entzugsstress gar nicht mehr empfinden. Und bei echtem Stress durch hohe Arbeitsbelastung ist Rauchen kontraproduktiv. Es hält Sie nur von der Arbeit ab.

?! Quiz-Frage

Warum ist für starke Raucher die erste Zigarette am Morgen so wichtig?

a. **Wegen der aktivierenden Wirkung. Starke Raucher benötigen die morgendliche Zigarette, um munter zu werden.**

b. **Starke Raucher wollen nach dem Aufstehen rauchen, um den schlechten Geschmack im Mund zu vertreiben.**

c. **Starke Raucher sind morgens auf Entzug, weil der Nikotinspiegel über Nacht abgesunken ist.**

d. **Starke Raucher wollen nicht zunehmen und gönnen sich lieber eine Zigarette als ein Frühstück.**

Antwort: c) So einfach ist es: Starke Raucher brauchen morgens ihren Stoff. Vergleichen Sie dazu die Punktgewichtung im Fagerström-Test.

»*Rauchen erleichtert Gespräche.*« Wenn Raucher sich treffen, finden sie über die Zigarette vielleicht einen Anknüpfungspunkt. Über den Plausch von Hundebesitzern (»Wie heißt denn Ihrer?«) geht das aber nicht hinaus. Auch die kuscheligen Runden unter Heizpilzen, im Winter vor Kneipen, rühren nicht von der Zigarette her. Man fühlt sich zusammen nur so schön solidarisch geächtet. Im Übrigen fördert das Ziehen an Zigaretten Gespräche nicht – im Gegenteil: Es unterbricht sie regelmäßig. Die Indianer wussten das. Darum schwiegen sie, wenn sie das Kalumet rauchten.

»*Rauchen erzeugt Gemütlichkeit.*« Nein. Rauchen erzeugt Krebs. Außerdem Mundgeruch, Kurzatmigkeit, Bluthochdruck ... aber keine Gemütlichkeit. Die gemeinsame Zigarette hat für Raucher gern etwas Verbindendes. Suchen Sie sich lieber andere Gemeinsamkeiten. Und noch mal: Meiden Sie nach Ihrem Stichtag Raucher, die Sie zur Aufgabe der Entwöhnung verführen möchten.

Persönlicher Check-up

Bitte nehmen Sie sich für die folgenden Fragebögen Ruhe und Zeit. Sie werden damit diesen Ratgeber endgültig persönlich auf sich zuschneiden. Danach geht es an Ihr individuelles Entwöhnungsprogramm. Nehmen Sie sich einen Stift. Oder gleich mehrere Stifte. Textmarker. Bleistift. Füller. Buntstift. Schreiben Sie. Malen Sie. Kritzeln Sie. Arbeiten Sie mit den Fragebögen.

Warum wurde gerade ich zum Raucher?

- Weil meine Mutter/mein Vater/beide rauchten und ich ihnen nacheiferte.
- Weil meine Eltern nicht rauchten und ich gegen sie rebellieren wollte.
- Weil in meinem Freundeskreis viele rauchten und es dazugehörte.
- Weil ich neugierig war und das Rauchen als etwas Neues ausprobieren wollte.
- Weil die Gesellschaft immer spießiger wird und ich mich den Normen widersetzen wollte.
- Ich durfte damals noch nicht rauchen und wollte mit etwas Verbotenem angeben.
- Weil ich es cool fand. Meine Vorbilder rauchten auch.
- Ich bin erst nach dem Jugendalter zum Rauchen gekommen. Bei der Arbeit zogen sich die Raucher gemeinsam zu den Zigarettenpausen zurück und kannten dann alle Gerüchte.

Falls einer dieser Punkte genau auf Sie zutrifft - gut. Wahrscheinlich beschreibt aber keine Antwort voll und ganz Ihre individuelle Situation von damals. Dann fassen Sie Ihre Motivation bitte kurz im Fragebogen zusammen, im Stil der anderen Punkte.
Jetzt kommt das Wichtigste: Erinnern Sie sich bitte genau und detailliert an die Zeit, als Sie mit dem Rauchen begannen. Dazu schreiben Sie einen kurzen Text: Wie war das? Warum und wie haben Sie begonnen? Nur für sich selbst natürlich. Der Text ist nur für Sie wichtig. Allerdings sehr wichtig. Das Rauchen hatte damals für Sie irgendeinen Vorteil, und war er auch noch so irrational. Was war dieser Vorteil damals für Sie? Wie hat es sich angefühlt, damals zu rauchen? Wie haben andere reagiert? Wie hat es geschmeckt? Was haben Sie dabei getan? Bitte schreiben Sie das auf.

Nun zu Ihrer gegenwärtigen Situation:

Warum rauche ich noch immer?

- Tief darin steckt wohl etwas Mythisches. Ich halte ein Feuer, das ich kontrolliere. Feuer hat auch etwas Wärmendes, Lebensrettendes. Vielleicht steckt in meinem Rauchen eine Ursehnsucht, ein unbewusstes, faszinierendes Spiel mit dem Feuer.
- Rauchen bedeutet für mich eine wohlige Auszeit. Den Stimmungsabfall nach dem Rauchen nehme ich in Kauf. Dann rauche ich eben die nächste.

- Zigaretten werden immer teurer, und ich zeige, dass ich sie mir trotzdem leisten kann. Rauchen ist auch ein Statussymbol.
- Rauchen steigert meine Leistungsfähigkeit. Ich fühle mich manchmal regelrecht gedopt.
- Ich rauche aus Geselligkeit. Gerade das Anbieten und Annehmen einer Zigarette ist eine verbindende Geste.
- Beim Rauchen fühle ich mich sexy. Als Frau wirkt man so schön verrucht und als Mann so richtig cool.
- Ich bin süchtig, das ist alles. Mein Körper, mein Geist und meine Gewohnheiten haben sich auf das Rauchen eingelassen. Ich weiß ja um die Gefahren, aber Opa ist mit dem Rauchen auch alt geworden.

Bitte fügen Sie Ihr eigenes Statement dem Fragebogen hinzu und schreiben dann wieder einen kurzen Text, der genau Ihren Beweggrund beschreibt.

Noch ein Wort zu Statussymbol und Doping, weil darin reale Behauptungen stecken und nicht nur Selbsttäuschung: Laut Statistik rauchen umso mehr Menschen, je weniger sie verdienen. Je gebildeter Menschen sind, desto weniger von ihnen rauchen. Das beim Rauchen ausgeschüttete Adrenalin erhöht vorübergehend *bei Rauchern* die Leistungsfähigkeit. Sie lässt allerdings nach Ende der Wirkung umso stärker nach.

Was für ein Rauchertyp bin ich?

- **Ich bin Genussraucher.** Zigaretten zelebriere ich. Wenn ich rauche, verbinde ich es mit den angenehmen Dingen des Lebens. Etwa als krönender Abschluss eines guten Essens. Gern auch zu Wein oder Kaffee.
- **Ich bin Stressraucher.** Im Alltag stehe ich oft unter Strom: Druck am Arbeitsplatz, Prüfungen, Staus, Eile – das kenne ich gut. Dann komme ich nicht ohne Zigarette aus und greife automatisch zur Schachtel. Oft weiß ich gar nicht, wie viel ich geraucht habe. Der Tabak hilft mir, Ängste, Druck und Nervosität in den Griff zu kriegen.
- **Ich bin Figurraucher.** Die Zigarette nutze ich als Hungerbremse. Damit bleibe ich schlank. Statt zu essen, greife ich in die Schachtel. Das steigert auch meinen Kalorienumsatz. Ich habe Angst zuzunehmen, wenn ich mit dem Rauchen aufhöre.
- **Ich bin Gelegenheitsraucher.** Wenn ich mal einen Abend rauche, folgen zwei Wochen ohne Zigaretten. Meine Abstinenz kann lange dauern. Zur Zigarette greife ich nur in ganz besonderen Situationen. Manchmal bei Stress. Manchmal bei einem gemütlichen Kneipenabend.
- **Ich bin Suchtraucher.** Wenn ich keine Zigarette mehr zur Hand habe, werde ich leicht nervös. Daher sorge ich für Sicherheitsreserven. Bevor ich schlafen gehe, prüfe ich, ob für den nächsten Morgen noch genug zum Rauchen da ist. Wenn ich ins Kino gehe, mit dem Zug fahre oder fliege, ist das Stress für mich. Wenn ich mal krank bin, rauche ich weiter.
- **Ich bin Identitätsraucher.** Es mag nicht schmeichelhaft für mich sein – aber ich fühle mich durch die Zigarette sicherer. Sie lässt mich selbstbewusster auftreten.

Seien Sie bitte ehrlich zu sich. Wir sind hier nicht bei einem Beliebtheits-Wettbewerb. Es gibt natürlich auch Mischformen von Typen. Wenn Sie sich in den Beschreibungen nicht wiedererkennen, skizzieren Sie bitte Ihren eigenen Typ. Für jeden Typ gibt es eigene Tipps zum Aufhören.

Endlich: Sie hören auf.

Glückwunsch! Sie beginnen jetzt mit der Entwöhnung. Das kann schwierig für Sie werden, aber es braucht nicht so zu sein. Vielleicht gehören Sie zu denen, die hinterher sagen: »War ja gar nicht so schlimm!« Ich will Ihnen natürlich nicht einreden, dass Sie später unter Entzugsschmerzen zum nächsten Zigarettenautomaten robben wollen. Aber wenn es Schwierigkeiten gibt, sind Sie vorgewarnt. Dann wissen Sie: »Aha! Darauf habe ich mich eingestellt, da muss ich durch.«
Ein Tipp noch vorweg: »Babyschritte.« Denken Sie in kleinen Einheiten. Zumindest, wenn Sie täglich eine halbe Schachtel oder mehr rauchen. Ein Tag. Halten Sie erst einmal einen Tag durch. Und wenn Sie den geschafft haben, wissen Sie, dass Sie es auch weiterhin schaffen. Wählen Sie auch weiterhin überschaubare Einheiten. Das klappt besser, als wenn Sie ein monströses, erschreckendes, garstiges Nichts vor sich sehen namens »Nie wieder!«

> **Merke**
>
> Babyschritte. Zuerst: Ein Tag.

Und: Machen Sie sich keine Sorgen. Wenn Sie den Ratgeber sorgfältig durchgearbeitet haben, stehen Sie auf sicherem, festem Grund. Mit den weiteren Anleitungen werden Sie auch den Rest hinter sich bringen.

Setzen Sie sich Ihr persönliches Startdatum

Schweifen Sie nicht in die Ferne. Drei Wochen. Innerhalb der nächsten drei Wochen können Sie einen passenden Termin finden. Vielleicht nicht den perfekten Termin. Aber einen, an dem Sie ausreichend Ruhe haben. Ein Wochenende vielleicht. Nicht eines, an dem Tante Hermine Geburtstag hat und an dem Onkel Rudi immer qualmt wie ein Schlot, oder wenn Sie am nächsten Tag Rapport beim Chef haben ... Wenn Sie aber nichts Besseres finden, dann ist das eben so. Suchen Sie sich den Termin mit der geringsten Belastung.
Falls etwas Unvorhergesehenes passieren sollte und es sich nicht WIRKLICH um etwas Ernstes handelt – nutzen Sie das nicht als Anlass, den Ausstieg zu verschieben! Ihr persönlicher Termin ist absolut. *Er ist elementar und verdammt wichtig!* Oben haben Sie Ihren Termin schon einmal fixiert. Doppelt hält besser. Tragen Sie Ihren Starttermin mit Ihrem Hintergrundwissen erneut ein:

Ich höre mit dem Rauchen auf am:	

So. Sie haben gerade nicht etwa den Tag eingetragen, an dem Sie gehängt werden. Dieser Tag ist Ihre große Chance. Der Start in ein besseres Leben.

Warum schwierig, wenn's auch einfach geht?

Wenn Sie die Ratschläge aus diesem Ratgeber beherzigen, dann kann zwar nichts schiefgehen – aber warum sollten Sie allein in die Entwöhnung ziehen wie Rambo in den Dschungel von Vietnam, wenn Sie sich zusätzliche Hilfe holen können?

Bitte vereinbaren Sie vor Ihrem Startdatum einen Termin bei Ihrem Hausarzt. Der sagt Ihnen zwar auch nichts anderes als ich, aber der wird Sie erst einmal abknutschen, wenn Sie ihm sagen, dass Sie mit dem Rauchen aufhören. Das ist sein Job. Er ist Mediziner. Schildern Sie ihm, was Sie mit diesem Ratgeber über Ihr Rauchen herausgefunden haben: Welcher Rauchertyp Sie sind. Wann und warum Sie angefangen haben. Warum Sie immer noch rauchen. Und so weiter. Ihr Arzt wird individuell auf Sie eingehen.

Merke

Holen Sie sich Hilfe beim Hausarzt.

Was hilft, ist gut. Vielleicht hilft es Ihnen schon, nur zu wissen, dass es eine Nummer gibt, die Sie anrufen können, bevor Sie Ihr Mobiliar zertrümmern, um in irgendeinem gottverdammten Schrank noch eine Zigarette zu finden. Wenn es Ihnen hilft, dort anzurufen, dann tun Sie das. Es ist das *Rauchertelefon der Bundeszentrale für gesundheitliche Aufklärung*. (Hier finden Sie auch sonst umfassende Beratung zum Nichtrauchen.)

In der Not: die Rescue-Hotline

Beratungstelefon zum Nichtrauchen der Bundeszentrale für gesundheitliche Aufklärung

Telefon 01805 / 31 31 31

Montag bis Donnerstag 10.00 – 22.00 Uhr

Freitag bis Sonntag 10.00 – 18.00 Uhr

Nehmen Sie diese Information erst einmal nur als Sicherheit. Als Ass im Ärmel. Verlassen Sie sich vor allem auf sich selbst.

Schaffen Sie sich ein Netz

Wir sind noch in der Zeit vor Ihrem Starttermin. Erzählen Sie vorher *jedem*, den Sie auch nur oberflächlich kennen, dass Sie aufhören werden und wann. Ob er oder sie es hören will oder nicht. Und wenn es das Dackelfrauchen ist, das Sie morgens immer beim Gassigehen treffen. Ihre Angst vor Schmach und Blamage in Ihrem Umfeld soll so hoch sein, wie es geht.

Wenn möglich, suchen Sie sich Raucher. Richtige Hardcore-Raucher, die mit dem Finger auf Sie zeigen und schadenfroh lachen, wenn Sie rückfällig werden. Die Schwipp-Schwägerin in Oer-Erkenschwick hat auch lange nichts von Ihnen gehört. Rufen Sie sie an, und erzählen Sie von Ihrer kommenden Entwöhnung.

Machen Sie Ihre Angst, es nicht zu schaffen, zu Ihrem Verbündeten. Am meisten natürlich in Ihrem engen Umfeld: bei Ihrer Familie und Ihren Freunden.

Sie können die körperliche von der psychischen Sucht entkoppeln.

Ein Wort zu Nikotinpflaster & Co.: Sie sind nicht unumstritten in der Wirkung. Gerade erst erschien wieder eine dieser neuesten der neuen Studien, diesmal aus Harvard. Demnach sollen »Nikotinersatzprodukte« sinnlos sein. Die Studie bezieht sich allerdings darauf, dass die rückfälligen Raucher sonst nichts taten, als sich ein Pflaster aufzupappen und dann auf eine Wunderheilung zu hoffen.

Das ist so wie mit Hypnose und Akupunktur. Es gibt Scharlatane, die damit eine Wunderheilung versprechen. Der Raucher braucht nichts weiter zu tun. Das ist Blödsinn. Es ist der scheinbar so leichte Weg. Laut »Arbeitsgemeinschaft der Wissenschaftlichen Medizinischen Fachgesellschaften« (AWMF) sind Akupunktur und Hypnose reine Placebos bei der Raucherentwöhnung.

> **Merke**
>
> Was hilft, ist gut.

Wenn allerdings bei Ihnen der Glaube vorhanden ist, Hypnose oder Akupunktur könnten Ihnen beim Aufhören helfen, will ich Ihnen das nicht ausreden. Dann nutzen Sie diesen Glauben. Allerdings nur unterstützend. Was hilft, ist gut.

Nikotinpflaster, -kaugummis usw. haben einen messbaren Nutzen: Sie befriedigen Ihre körperliche Sucht, ohne dass Sie dazu rauchen müssen. Das entkoppelt Ihre psychische Sucht von der körperlichen. Das Pflaster nimmt Ihnen so gesehen nicht die ganze Arbeit ab. Das kann es auch gar nicht. Es ist nur eine Hilfe. Lassen Sie sich in der Apotheke beraten, und verwenden Sie Pflaster & Co. so, wie es vorgesehen ist.

Und lassen Sie sich nicht irremachen, wenn Sie eine noch neuere Studie lesen, wonach reines Nikotin einem zwei Köpfe wachsen lässt. Zurzeit rauchen Sie ohnehin. Reines Nikotin ist immer noch besser als der Giftcocktail, den Sie inhalieren.

> **Merke**
>
> Brechen Sie jetzt mit Ihren alten Gewohnheiten!

Säubern Sie sich und Ihren Lebensraum

Wir befinden uns einen Tag vor Tag X. Werfen Sie alle Rauchutensilien weg! Alle! Alle Feuerzeuge, Aschenbecher, Streichhölzer und Tabak in jeder Form und Größe. Lüften Sie alle Zimmer – gründlich. Waschen Sie Ihre Kleidung. Sorgen Sie dafür, dass in Ihrem Wohnbereich nichts mehr nach Tabakrauch riecht. Putzen Sie. Die schwäbische Hausfrau soll vor Neid erblassen. Und wenn Sie es noch schaffen, gehen Sie zum Zahnarzt und lassen sich das Gebiss reinigen. Das Geld haben Sie nach zwei Wochen Abstinenz wieder drin.

Tipp

Legen Sie sich vor dem Tag X irgendeine Belohnung zurecht. Tipp: Fruchtschorle. (Am besten Fruchtsäfte, die Sie mit Wasser verdünnen.) Säfte enthalten viel (Frucht-) Zucker und Kalorien. Allzu viel sollten Sie zur Belohnung nicht trinken. Aber es ist ***am Anfang*** der Entwöhnung auch in rauen Mengen immer noch besser als zu rauchen. Säfte sind süß und eine gute Belohnung dafür, nicht zu rauchen. Und es gibt viele leckere Sorten.

Dieser Tipp soll eine Alternative zum manchmal demotivierenden »Knabbern Sie an einem Kohlrabi« sein. Natürlich sind Kohlrabi, Karotten und Paprika viel besser als Fruchtsäfte in Mengen, auch wenn die verdünnt sind. Aber seien wir ehrlich: Als Raucher sind Sie jetzt schon kein Gesundheitsjunkie, oder? Darum belohnen Sie sich ***am Anfang*** ausgiebig mit etwas Süßem. Säfte sind immer noch besser als Schokolade oder Kekse. Und sie enthalten Vitamine. Damit füllen Sie die Vitamindepots auf, die durch das Rauchen gelitten haben. Ansonsten bieten sich als Ersatz Dinge wie Äpfel an, ein zuckerloser Kaugummi oder einfach ein Glas Wasser.

Der Tag X: Das Erwachen

Sie erwachen am Morgen, und schnell wird das schläfrige Durcheinander der Gedanken zur schrecklichen Gewissheit: Er ist da. Der Tag X. Nie wieder rauchen. Oh weh!

In diesem Augenblick hilft es Ihnen auch nichts, wenn Sie an Sätze wie »Der Rauchstopp ist eine Chance!« denken. Irgendwann kriegen Sie wahrscheinlich Lungenschmacht. Schließlich sind Sie ein Junkie. Sie sind auf Entzug. Ihr Körper hat sich an das Nikotin gewöhnt und verlangt danach.

In diesem Moment sagen Sie sich: »Heute werde ich durchhalten. Morgen ist morgen. Aber heute rauche ich nicht.« Typischerweise signalisiert der Körper sein Verlangen nach Nikotin durch Symptome wie Unruhe, Reizbarkeit und Unwohlsein.

Diese Symptome gehen meist innerhalb weniger Minuten vorbei und verschwinden nach zehn Tagen ganz. Wenn diese zehn Tage vorbei sind, ist eine dicke Extra-Belohnung fällig! Halten Sie durch! Tag für Tag wird es leichter. Denken Sie daran, dass die positiven Wirkungen eines Rauchstopps ein Leben lang anhalten!

> **Merke**
>
> Der Rauchstopp fällt von Tag zu Tag leichter.

Hinaus in die feindliche Umwelt

Den Morgen haben Sie überstanden. Jetzt geht es hinaus in die feindliche Umwelt. Nun warten Sie vielleicht an der Bushaltestelle. Oder Sie stehen mit dem Auto vor einer roten Ampel. Trigger! Sie kennen diese Situationen aus Ihrer Vorbereitung in diesem Ratgeber. Atmen Sie tief durch. Spielen Sie an Ihren Haaren. Nehmen Sie ein Kaugummi. Sehen Sie? Der Reiz geht schnell vorbei. Loben Sie sich sofort innerlich für Ihre Standhaftigkeit. Die Raucherpausen unter Kollegen sind in der Anfangszeit für Sie tabu. Ignorieren Sie die armen Würstchen: Raucher, die Sie zum Rückfall verführen wollen.

> **Merke**
>
> Meiden Sie Orte und Menschen, die Sie zum Rauchen animieren.

> **Merke**
>
> Entspannungstechniken und -übungen sind eine hilfreiche Unterstützung.

Wenn Sie sich nicht gerade unter vielen Menschen befinden, sind Entspannungsübungen Gold wert: *Autogenes Training* etwa, wenn Sie zehn Minuten haben, um sich zurückzuziehen, oder *Progressive Muskelentspannung nach Jacobson.* Ansonsten ziehen Sie einfach die Schultern hoch und nach hinten, recken den Rücken und lassen den Kopf kreisen. Letztlich ist es mit dem Beibehalten der Entwöhnung so wie mit dem Rest dieses Ratgebers: Es gibt viele schlaue Tipps, und die meisten davon werden für Sie hilfreich sein. Allerdings müssen Sie Ihre Entwöhnung ebenso auf sich zuschneiden, wie Sie das mit Ihrem persönlichen Startpunkt und Ihrem Ziel getan haben. Darum lautet die oberste Regel:

Merke

Erinnern Sie sich immer wieder an die positiven Wirkungen Ihrer Entscheidung zum Rauchstopp! Ihre Entscheidung ist richtig und bleibt es. Bleiben auch Sie dabei.

Lernen Sie, wie Sie mit Ihren Entzugserscheinungen am besten umgehen. Machen Sie das, was gerade Ihnen gut tut.

Belohnung, Belohnung, Belohnung!

Belohnung ist eines der wichtigsten Elemente der Entwöhnung. Ihre Sucht ist auch eine psychische, und unsere Psyche giert nach Belohnung. Jetzt nehmen Sie ihr das Rauchen weg. Dafür will sie Ersatz. Loben Sie sich nicht nur, wenn Sie eine Ihrer typischen Rauchsituationen überstanden haben.

(Aber auch! Jedes Mal!) Erzählen Sie in kurzen Abständen in Ihrem Umkreis, wie lange Sie jetzt schon rauchfrei sind. Dann kassieren Sie auch Lob von außen.

Achtung

Werden Sie sich über die Bedeutung von Entzugserscheinungen bewusst: Ihr Körper signalisiert Ihnen damit, dass er auf dem besten Wege ist, sich von den Belastungen des Rauchens zu erholen und selbst zu reinigen.

Die Art der nächsten Belohnung hängt davon ab, ob Sie eher der rheinische oder der schwäbische Typ sind. Nehmen wir an, Sie rauchen derzeit eine Schachtel am Tag. Das sind locker 5 Euro. Am Anfang machen Sie täglich Folgendes: Sie verprassen die Kohle (rheinisches Modell – gehen Sie ein Eis essen, oder gönnen Sie sich eine Zeitschrift, die Sie sich sonst nicht leisten). Oder Sie legen sie in ein Sparschwein, eine Schublade oder ein extra Portemonnaie (schwäbisches Modell – dabei ist das Schweinchen im Idealfall durchsichtig).

Diese Belohnung ist kein Selbstbetrug. Ganz im Gegensatz zum Rauchen. Seien Sie stolz auf sich, den Ausstieg geschafft zu haben. Notieren Sie in einem Heft all die positiven Wirkungen, die Sie seit dem Rauchstopp spüren. Sie werden sich wundern, wie viele es mit der Zeit werden. Auch das ist Ihre Belohnung.

Achtung

Nach vier bis sechs Wochen ist die Gefahr besonders groß, wieder zu rauchen. Statistisch gesehen fangen nun die meisten der rückfälligen Ex-Raucher wieder an. Belohnen Sie sich nach vier, nach fünf und nach sechs Wochen mit etwas ganz Besonderem. DENKEN SIE IN ETAPPEN!

Was, wenn »es« wieder mal passiert?

Falls Sie irgendwann schwach werden und eine Zigarette rauchen, kommt nicht gleich der weiße Hai und frisst Sie. Dann haben Sie wieder mal eine geraucht. Und? War's toll? Hat sich das jetzt gelohnt? Nein.

Wichtig ist, dass Sie Ihren Entschluss weiterverfolgen. Sie sind immer noch Ex-Raucher. Ein Ex-Raucher zwar, der noch mal eine gequalmt hat. Aber nicht mehr. Die eine Zigarette zieht Sie nicht mit hinab in die Tiefe wie der Hai. Aber ärgern dürfen Sie sich ruhig über sich selbst. Ganz gehörig ärgern. Nur machen Sie weiter mit der Entwöhnung. Nicht entmutigen lassen. Hat's denn wenigstens »geschmeckt«? Nicht mal das? Oder doch? Keine Sorge: Mit der Zeit werden Sie denselben Widerwillen gegen Zigaretten entwickeln, wie ihn Nicht-Süchtige auch haben.

IV. Säule 2:

Bewegung

Achtung

Dieser Teil gehört zur Vorbereitung auf den Rauchstopp!

Dieser Teil steht zwar chronologisch nach der Entwöhnung – es ist aber unbedingt notwendig, dass Sie sich schon vor Ihrem Starttermin zum Nichtrauchen damit auseinandersetzen.

Denn Bewegung und Sport sind Teil Ihrer Entwöhnung. Das liegt an dreierlei:

1. Sie wollen das Rauchen nicht unterbrechen. Sie wollen damit ganz aufhören. Ihr Rauchstopp wird dauerhaft sein, wenn Sie sich bewegen und mit Ausdauersport beginnen.
2. Bewegung und Sport heben die Stimmung und entspannen. Bewegung und Sport helfen gegen alle Entzugserscheinungen, die beim Rauchstopp auftreten können.
3. Bewegung und Sport sorgen dafür, dass Sie nach dem Rauchstopp einer Gewichtszunahme begegnen, dies auch in Verbindung mit anderer Ernährung.

Bewegung und Sport bewahren Sie vor einem Rückfall

Bewegung und Sport werden dafür sorgen, dass Sie nicht rückfällig werden. Beim Sport schüttet der Körper Endorphine aus, die das Verlangen nach einer Zigarette senken. Eine britische Studie aus dem Jahr 2007 hat festgestellt, dass Sport einem Rückfall entgegenwirkt. Im Tandem mit einer gesünderen Ernährung werden Sie ein neues Lebensgefühl entwickeln. Darin hat das Rauchen keinen Platz mehr.

Rauchen macht kurzatmig und verdirbt uns den natürlichen Spaß an der Bewegung. Eine Ihrer Belohnungen nach dem Rauchstopp ist, dass Sie sich wieder fitter fühlen. Geben Sie

dem Affen Zucker! Schon mit wenig Aufwand stellen Sie fest, dass Sie noch mehr aus sich machen können. Bringen Sie Bewegung in Ihren Alltag: Nehmen Sie öfter die Treppe statt den Lift. Benutzen Sie mehr das Rad statt das Auto. Gehen Sie zu Fuß, statt den Bus zu nehmen.
Der Effekt ist eine Belohnung Ihrer Psyche. Schon nach kurzer Zeit werden Sie merken: »Mensch – das geht ja wieder!« Das ist eine wichtige Kompensation für Ihren Rauchstopp. Nutzen Sie diese Belohnung ganz gezielt.

Bewegung und Sport sind Ihre Waffe gegen Entzugserscheinungen

Ich will Ihnen keine Entzugserscheinungen einreden. Sie brauchen sie nicht zu bekommen. Ich nenne nur, was auftreten *kann*: starkes Rauchverlangen, Nervosität, Aggressivität, Schlafstörungen, gesteigerter Appetit, schlechte Stimmung. *Gegen alle diese Entzugserscheinungen helfen Bewegung und Sport.*

Merke

Mehr Fitness ist Teil Ihrer Belohnung. So wie das Glückshormon Endorphin.

Es gibt Ex-Raucher, die nach dem Stopp so gut wie keine Symptome verspürt haben. Vielleicht leiden Sie nur zwei, drei Tage unter geringen Entzugserscheinungen. Vielleicht dauert es auch ein paar Tage länger, und Sie spüren stärkere Symptome. Wie intensiv die Symptome auch ausfallen – sie sind nach sieben bis zehn Tagen stark abgeschwächt. Dann verschwinden sie ganz.

Sie brauchen nicht zu einer Sportskanone zu werden, vor allem nicht am Anfang. Wenn Sie vorher gar keinen Sport getrieben haben, fangen Sie ohnehin langsam an. Bereits eine Viertelstunde Spaziergang lindert Ihr Verlangen nach dem Rauchen. Versuchen Sie es zunächst mit der Bewegung im Alltag. Auch die kleinen alltäglichen Bewegungen unterstützen Sie beim Ausstieg.

Info

Ein gesunder Körper braucht Bewegung und Entspannung – besonders in der Phase des Rauchstopps.

Merke

Niemand verlangt von Ihnen, eine Sportskanone zu werden. Aber ohne Bewegung werden die Entzugsfolgen schlimmer.

Nun zu den einzelnen möglichen Entzugsfolgen:

- **Starkes Rauchverlangen**:
  Auf die Gefahr hin, mich zu wiederholen: Hier hilft Bewegung, Bewegung, Bewegung. Bauen Sie mehrere leichte Trainingseinheiten in Ihre Woche ein. Denken Sie daran: Schon ein kurzer Spaziergang reicht. Aber seien wir nicht lebensfremd – Sie können nicht jedes Mal spazieren gehen, wenn Sie rauchen wollen. Trinken Sie auch mal einfach einen Schluck Wasser. Oder putzen Sie sich die Zähne. Ansonsten lenken Sie sich ab. Und um Himmels willen: Meiden Sie Ihre typischen Rauchsituationen!
- **Erhöhte Reizbarkeit und Frustration**
  Sie wollen Ihre Freunde behalten. Warnen Sie sie vor. Informieren Sie Ihr ganzes persönliches Umfeld, und bitten Sie um Verständnis – falls Sie einmal heftig

reagieren sollten. Gegen Aggression hilft auch Entspannung (s. o.: Jacobson, Autogenes Training & Co.). Ansonsten: Treiben Sie Sport. Hier können Sie sich abreagieren und sorgen für Glückshormone.

- **Müdigkeit und Abgespanntheit**
  Sie sind die Kehrseite von eventuellen, vorübergehenden Schlafstörungen. Auch hier helfen Bewegung und Entspannung. Etwa ein Wannenbad nach dem Spaziergang, Sport oder ein Saunabesuch. Ansonsten nehmen Sie sich in dieser Phase etwas mehr Zeit für Ihre Nachtruhe. Machen Sie auch kleine Pausen an frischer Luft oder am offenen Fenster.

> **Merke**
>
> Nehmen Sie den Entzug ernst. Seien Sie nicht zu streng mit sich in der Entwöhnung.

- **Gesteigerter Appetit**
  Das ist ein Punkt, der an mehreren Stellen dieses Ratgebers auftaucht. Er steht schon in der Einleitung bei den Gründen für einen früheren Rückfall. Und er wird auch beim Teil über die Ernährung auftauchen. Bewegung hilft auch hierbei. Sie werden dann nicht zunehmen oder Sie können Ihr Gewicht im Zaum halten. Ansonsten: Trinken Sie viel. Halten Sie Rohkost und Obst bereit. Nehmen Sie Kaugummi, oder lutschen Sie zuckerfreie Bonbons. Bei Heißhunger auf Süßes: Denken Sie an den Tipp mit den Saftschorlen. Oder lassen Sie auch mal ein Stück Bitterschokolade genüsslich im Mund zergehen. Last but not least: Genießen Sie Ihr Essen ganz bewusst.

- **Katzenjammer und schlechte Laune**
  Auch hier helfen Sport und Bewegung. Unbedingt! Reden Sie mit anderen Menschen über die Entwöhnung. Einer Vertrauensperson vielleicht. Etwa jemandem, der auch einen Rauchstopp hinter sich hat. Notfalls rufen Sie die Rescue-Hotline an. Begeben Sie sich in Gesellschaft. Ansonsten gibt es auch Chats und Foren im Internet. Etwa hier: http://www.rauchfrei-info.de/community/chat/. Oder hier: http://www.rauchfrei-info.de/community/forum/. (Beide Seiten gehören zum Informationsportal der Bundeszentrale für gesundheitliche Aufklärung.) Im Übrigen: Tun Sie gerade jetzt Dinge, die Ihnen Spaß machen. Und gönnen Sie sich Gelassenheit.

Bewegung und Sport bewahren Sie davor zuzunehmen

Wählen Sie eine Ausdauersportart. Trainieren Sie diese im sogenannten Niedrigpulsbereich. Wählen Sie dazu eine Sportart wie Laufen, Radfahren oder Schwimmen. Das war die Kurzform. Nun ausführlich:
Sport steigert Ihr körperliches Wohlbefinden. Ihre Muskeln werden besser durchblutet. Ihr Kreislauf wird angekurbelt, und Ihr Körper verbraucht Kalorien. Ausdauersport im Niedrigpulsbereich heißt: Trainieren in längeren und langsamen Einheiten, ohne den Puls zu hoch zu jagen. Der Richtwert sind 130 Schläge pro Minute. Dabei lernt der Körper, Fett zu

verbrennen, statt auf die Kohlenhydratspeicher zurückzugreifen.
Sport fördert auch Ihr seelisches Wohlbefinden. Ihr Körper schüttet dabei Glückshormone aus, Endorphine. Die verbessern Ihre Stimmung und helfen Ihnen, das Rauchen schneller zu vergessen.

Merke

Ausdauersport: Trainieren bei Niedrigpuls – Laufen, Radfahren oder Schwimmen

Merke

»Die« ideale Sportart gibt es nicht. Wählen Sie eine nach Ihrem Geschmack.

Welche Sportarten eignen sich besonders? Hm. Ich empfehle immer Laufen (oder: Dschoggen). Aber das ist mein Geschmack. Wählen Sie in erster Linie eine Sportart, die Ihnen Spaß macht. Reine Vernunftlösungen hält man oft nicht durch. Vielleicht haben Sie früher eine Sportart betrieben. Dann greifen Sie die wieder auf.
Ich stelle Ihnen jetzt fünf Sportarten vor. Sie eignen sich auch für Anfänger und können den Rauchstopp wirkungsvoll unterstützen.

- **Laufen/Joggen: frische Luft statt Qualm**
  Laufen hat den Vorteil, dass man es überall tun kann und dass es quasi kostenlos ist. (Wenn man vom Abrieb der Schuhe absieht.) Sie sind flexibel und können sich die Zeit frei einteilen. Wenn Sie wenigstens einen Park in der Nähe zum Laufen haben, sind Sie schon in der Natur. So gewinnen Sie bereits räumlich Abstand zum Alltag und Ihrem Entzug. Sie können mit anderen zusammen laufen und sich sogar dabei

unterhalten. (Niedrigpuls! Wenn Sie beim Laufen noch Gespräche führen können, haben Sie das richtige Tempo.) Das Laufen regt Ihren Fettstoffwechsel an. Sie stärken Ihr Immunsystem, vor allem wenn Sie bei jedem Wetter laufen. Beim Laufen können Sie wunderbar Ihre Gedanken schweifen lassen. Es ist eine Auszeit von Ihrem Entzug.

> **Tipp**
> Ein Saunabesuch ist ideal zur Entspannung. Er fördert auch nach dem Sport die Regeneration.

- **Radfahren: die Umgebung kennenlernen und fit werden**
  Radfahren ist prima für die Kondition. Zugegeben: Fahrradfahren ist gelenkschonender als Joggen. Außerdem kann man es auch drinnen tun: auf einem Ergometer im Fitnesscenter oder auf einem Heimtrainer zu Hause. Da kann es draußen regnen, wie es will. Schließlich lässt sich auf dem Rad die Umgebung mit Spaß erkunden.
- **Schwimmen: ein Sport, der Rauchen unmöglich macht**
  Wasser ist schon als Element unvereinbar mit dem Rauchen. Eine gute Voraussetzung also für die Zeit nach dem Rauchstopp. Beim Schwimmen trainieren Sie Ausdauer und Kraft. Es spricht alle Muskelgruppen an. Nicht zuletzt: Sie verbrennen viele Kalorien.
- **Walken: ideal für den Einstieg und für Ältere**
  Das Walken schont ebenfalls die Gelenke. Es ist ein Sport, zu dem es viele Gruppenangebote gibt. Dort kann man gemeinsam der Bewegung frönen. Auch

hierbei wird der Fettstoffwechsel angeregt. Walken lebt von einer entspannten Gangart. Mit Hanteln trainieren Sie gleichzeitig Ihren Oberkörper.

- **Aqua-Gymnastik: Power im Wasser**
  Aqua-Gymnastik ist etwas für Menschen, die gern in Gruppen trainieren. Sie sind dabei immer mit anderen zusammen, üben häufig zu Musik und haben einen motivierenden Trainer. Aqua-Gymnastik ist besonders effektiv durch den hohen Wasserwiderstand. Außerdem ist es eine gelenkschonende Sportart. Sie trainieren dabei Ihre Kondition und Ihre Muskeln. Eine übliche Trainingsrunde dauert nur 40 Minuten. Gehen Sie danach noch zur *Entspannung* in die Sauna. Es ist ein herrliches Gefühl.

Merke

Wählen Sie eine andere Sportart, wenn Sie sie von früher kennen. Wenn Sie jetzt schon einen Sport betreiben, bauen Sie ihn aus. Die genannten Ausdauersportarten haben sich aber bei der Raucherentwöhnung bewährt.

Konkretisieren und fixieren Sie Ihr Bewegungsziel

Wahrscheinlich haben Sie schon mehr als einmal geschnauft. »Uff! Eigentlich wollte ich nur mit dem Rauchen aufhören. Und jetzt hängt da noch mehr dran!« Sie haben ja recht. Aber tut mir leid, Bewegung und Ernährung sind Nebenziele, die nötig sind, um Ihrem Hauptziel näherzukommen: dem Rauchstopp. Und damit Sie diese Nebenziele auch erreichen können, müssen diese konkret und realistisch sein.

Zurzeit sind wir noch beim Punkt »*mehr* Bewegung und Sport«. Das ist aber kein taugliches Ziel. Es ist nicht konkret genug. Ein konkretes Ziel ist: »Ich werde dreimal die Woche eine Stunde Rad fahren.« Wenn dieses Ziel realistisch ist, wenn Sie also die Zeit haben, ist es auch ein gutes Ziel. Machen Sie Ihr Ziel greifbar, realistisch, und knüpfen Sie es an ein klares Datum.

Merke

Bewegung und Ernährung sind Nebenziele. Sie dienen Ihrem Hauptziel: dem Rauchstopp.

Wenn Sie Ihr Bewegungsziel definieren, denken Sie nicht nur an den Beginn. Überlegen Sie, wie Sie den Sport im ganzen nächsten Jahr in Ihr Leben integrieren. Tragen Sie Fixtermine für Ihren Sport in den Terminkalender ein. Diese Termine sind verbindlich. Wie Ihr persönlicher Termin zum Rauchstopp. Es sind Termine mit Ihnen selbst.

Tipp

»Ich werde *mehr* Sport treiben« ist kein taugliches Ziel. Seien Sie so konkret, wie es geht. Es ist wie beim Rauchstopp.

Falls Sie über 35 sind und lange keinen Sport gemacht haben, lassen Sie sich sportmedizinisch untersuchen. Dabei wird Ihre Fitness getestet und geprüft, inwieweit Sie zu regelmäßigem Sport in der Lage sind. Sie sollen sich ja nicht überanstrengen!

Nach dieser Untersuchung erstellen Sie mit dem Sportarzt einen professionellen Trainingsplan. Der steigert

Tipp

Tragen Sie Ihre wöchentlichen Sporttermine in den Terminkalender ein. Es sind Termine mit Ihnen selbst.

die Leistung in Stufen über zehn bis zwölf Wochen. So vermeiden Sie den größten Anfängerfehler: in einem zu hohen Pulsbereich zu trainieren.

Was, wenn das Motivationstief kommt? Sie haben zum Beispiel einen langen Arbeitstag hinter sich. Was Sie jetzt wollen, sind Couch und Fernseher. Aber nicht laufen. Machen Sie es so wie beim Rauchstopp. Erzählen Sie Ihrem gesamten Umfeld davon. Idealerweise erzählen Sie der Kioskinhaberin, bei der Sie bislang Ihre Fluppen gekauft haben: »Ab jetzt komme ich montags, mittwochs und freitags um 18.30 Uhr hier vorbeigejoggt.« Klingt vielleicht affig, ist aber eine hilfreiche Krücke für Sie, um keinen Rückzieher zu machen. Lauftreffs sind eine andere Möglichkeit, ebenso wie die Mitgliedschaft in einem Sportverein.

> **Tipp**
>
> Erzählen Sie Ihrem Umfeld von Ihren Sportplänen, genauso wie vom Rauchstopp.

Wenn Sie noch sicherer gehen wollen, dass Sie Ihr Sportziel erreichen, führen Sie ein Trainingstagebuch. Es wird Sie motivieren. Schreiben Sie auf, was gut und was schlecht war. Dabei registrieren Sie Ihre Fortschritte, die Sie sich sonst schlechter bewusst machen.

Ganz wichtig: Haben Sie Geduld mit sich. Es dauert mindestens zwei bis drei Wochen, bis Sie den Sport in Ihren Alltag integriert haben. Am Anfang werden Sie vielleicht noch fluchen: »Da ist nix mit Endorphinen! Ich bin einfach nur fix und foxi!« WEITER-

> **Tipp**
>
> Fixieren Sie Ihre Trainingsfortschritte in einem Tagebuch.

MACHEN, lautet die Devise. Es kommt. Es wird. Nach einer Weile bauen sich Ihre Muskeln auf, Ihr Körper stellt sich um und verbrennt mehr Fett. Stellen Sie sich also darauf ein, dass Ihr Erfolgserlebnis ein wenig Zeit braucht. Ein guter Grund dafür, auch vor dem Rauchstopp schon mit mehr Bewegung zu beginnen.

Tipp

Machen Sie auch hier einen Schritt nach dem anderen. Wie beim Rauchen. Und haben Sie Geduld mit sich.

V. Säule 3: Ernährung

Noch einmal: Dies ist kein »Ändere Dein Leben«-Ratgeber. Ich fordere Sie nicht dazu auf, skrupellosen Fischern Robbenbabys zu entreißen, den Urwald neu zu bepflanzen oder sich auf eine Autobahn zu werfen, um ein Zeichen gegen die Umweltverpestung zu setzen. Dieser Ratgeber hat auch nicht das Ziel, dass Sie sich an ein Atomkraftwerk ketten. Dieser Ratgeber will Ihnen helfen, mit dem Rauchen aufzuhören. Punkt. Dazu gehört auch die Ernährung.

Wenn Sie mehr über richtige Ernährung lesen wollen, als ich in diesem Ratgeber zum Nichtrauchen darstelle, lesen Sie aus dieser Reihe den Ratgeber »Schlank trotz Schokolade«. Darin steht vor allem viel über ausgewogene Ernährung.

Begegnen Sie möglichen Verdauungsproblemen

Bisher regulieren Sie mit dem Rauchen auch Ihre Verdauung. Unbewusst vielleicht, aber dennoch. Die Zigaretten in der Früh oder nach dem Essen sind fester Bestandteil Ihres Tagesablaufs. Die Umstellung Ihres Stoffwechsels nach dem Rauchstopp kann zu kurzfristigen Verdauungsstörungen führen. Setzen Sie am besten schon *vor dem Rauchstopp* die folgenden Tipps um. Sie fördern Ihre Verdauung.

> **Tipp**
>
> Bewegen Sie sich! Ist der Körper aktiv, bewegt sich auch der Darm. Das beugt Darmträgheit vor.

- Achten Sie auf viele Ballaststoffe. Stichwort »Vollkornprodukte«. Die sind lecker und helfen der Verdauung: Vollkornreis, Vollkornnudeln, Vollkornbrot.
- Reduzieren/meiden Sie stopfende Lebensmittel: Weißmehl, Schokolade, Bananen.
- Rühren Sie geschroteten Leinsamen in Joghurt oder Müsli. Backpflaumen unterstützen die Verdauung ebenfalls. Weichen Sie sie über Nacht ein.
- Essen Sie langsam und bewusst. Kauen Sie die Nahrung gut. Das hilft Magen und Darm.
- Würzen Sie mit Chili, Peperoni, Pfeffer, Ingwer und Kurkuma.
- Gerade bei einer ballaststoffreichen Ernährung ist es wichtig, viel zu trinken. Mehr, als Sie es jetzt tun!
- Trinken Sie morgens ein Glas lauwarmes Wasser auf nüchternen Magen. Auch Apfel- oder Traubensaft sind möglich. Das regt den Enddarm an.

- Nutzen Sie die Bitterstoffe in Salat (Chicorée, Endivien, Radicchio, Rucola), Gemüse (Schwarzwurzel, Sellerie, Fenchel, Artischocken) und Gewürzen (Ingwer, Kardamon, Estragon, Lorbeer, Majoran, Rosmarin, Thymian).

So regen Sie Ihre Verdauung auf natürliche Weise an. Geben Sie Ihrem Körper *zwei bis drei Wochen* Zeit für die Umstellung nach dem Rauchstopp. Falls die Probleme dann weiterbestehen, gehen Sie zur Apotheke. Die haben noch andere Mittel.

Tipp

Nehmen Sie ausreichend Flüssigkeit zu sich. Zwei Liter am Tag.

Tipp

Versorgen Sie Leber, Niere und Darm mit Bitterstoffen. Das unterstützt die Entgiftung.

Wirken Sie einer möglichen Gewichtszunahme entgegen

Wir hatten sie bereits bei der Bestandsaufnahme – die Angst »Wenn ich aufhöre zu rauchen, nehme ich zu.« Okay. Worüber reden wir hier? Über zweieinhalb bis vier Kilo. Bei 60 Prozent der Ex-Raucher. Ist das so wild? Nein. Es geht ohnehin nur um die Zeit, bis sich Ihr Stoffwechsel umgestellt hat. Auf *Normalbetrieb.* Wobei der Rauchstopp auch eine leichte Gewichtszunahme wert wäre.

Aber selbst das braucht nicht zu sein. Ernähren Sie sich ausgewogen und gesund: vielseitig.

TIPPS ZUM ESSEN:

- Sie riechen mehr, Sie schmecken mehr. Essen Sie trotzdem nicht mehr als vorher. Eher etwas weniger. Denken Sie dafür ans Trinken. Unterscheiden Sie zwischen Hunger und Appetit.
- Meiden Sie Fetthaltiges. Vorsicht bei versteckten Fetten in Wurst, Käse und Fertiggerichten.
- Kleine Zwischenmahlzeiten halten den Hunger im Zaum. Also insgesamt fünf Mahlzeiten. Drei große und zwei kleine dazwischen. Nehmen Sie für zwischendurch Obst und Gemüse, Naturjoghurt oder Knäckebrot.
- Sorgen Sie schon vor dem Mittagessen für etwas Sättigung. Mit Salat, Gemüse oder klaren Suppen. Die sind kalorienarm und schmecken. Dann warten Sie eine Weile (am besten 20 Minuten). Danach essen Sie automatisch nicht mehr so viel vom Hauptgang.
- Vielseitigkeit bedeutet: alle wichtigen Nährstoffe und Vitamine. Genießen Sie dabei Vielfalt im Geschmack. Nehmen Sie den erneuerten Genuss beim Essen wahr. Nehmen Sie sich Zeit beim Essen. Genießen Sie jede Mahlzeit. In Eile isst man oft zu viel.
- Machen Sie es wie mit den Rauchutensilien: Werfen Sie alle Verführer weg und kaufen auch keine nach: Kekse, Schokolade, Chips & Co. Gönnen Sie sich dafür gesunden Knabberkram: Rohkost in Kräuterquark, Obst und Nüsse (keine gesalzenen Erdnüsse).
- Halten Sie immer Spielzeug für die Finger und gesunde Knabbereien für den Mund bereit. Gut sind auch Kaugummi, Zahnstocher oder Strohhalm.

Trinken Sie viel. Damit erhalten Ihre Muskelzellen ausreichend Sauerstoff. Ihr Körper entschlackt. Und Sie dämpfen damit den Hunger.

Info

Das Rauchen hat Ihren Geschmacks- und Geruchssinn permanent betäubt. Beides erholt sich nach dem Stopp. Sie riechen und schmecken wieder wie vor dem Rauchen. Stellen Sie sich darauf ein, dass das Hunger und Appetit zur Folge hat. Dann können Sie leichter darauf reagieren. Wiederholung aus der Bestandsaufnahme:
Nach dem Rauchstopp verbrennen Sie täglich etwa 200 Kilokalorien weniger als mit Nikotin. Das können Sie durch mehr Bewegung ausgleichen. Oder weniger Kalorienzufuhr.

TIPPS ZUM TRINKEN:

- Zwei Liter. Jeden Tag.
- Keine (stark) zuckerhaltigen Getränke. Die entziehen dem Körper Wasser. Der Darm braucht nämlich Flüssigkeit aus dem Blut, um den Zucker zu verdünnen. Außerdem stecken darin viele Kalorien. Nehmen Sie: Wasser, Tee, Fruchtschorlen.
- Gehört bei Ihnen zum Kaffee eine Zigarette? Trennen Sie diese Verbindung. Trinken Sie in den ersten Wochen nach dem Stopp Tee. Sie erleichtern sich damit den Entzug.
- Machen wir es kurz: kein Alkohol am Anfang der Entwöhnung. Alkohol ist meist für Raucher mit einer Zigarette verbunden, so wie Kaffee. Wenn Sie so viel Alkohol trinken, dass er Ihre Selbstkontrolle einschränkt, ist es vorbei mit dem Rauchstopp. Außerdem sind alkoholreiche Getränke sehr kalorienhaltig. Daher: Machen Sie es sich leichter und verzichten Sie am Anfang.

VI.

Nichtraucher bleiben – die Nachhaltigkeit

Wir reisen in die Zukunft. Sie haben aufgehört zu rauchen und halten das schon seit einiger Zeit durch. Glückwunsch! Bravissimo!

Jetzt geht darum, dass Sie nicht rückfällig werden. Lernen Sie, sich als Nichtraucher zu fühlen. Machen Sie dazu mit Ihrem Bewegungsprogramm weiter und mit der Umstellung Ihrer Ernährung – komme, was da wolle!

Merke

Wiegen Sie sich nicht vorschnell in Sicherheit.

Regel Nr. 1: Wiegen Sie sich nicht in Sicherheit. Kein: »Guckt mal – ich kann mir wieder eine anstecken, und es macht mir nichts aus.« Wenn Sie mal wieder eine Zigarette rauchen, dann kann das passieren, aber es sollte nicht. Wenn es passiert, dann als einmaliger Unfall. Sie – sind – Nicht-rau-cher.

Allerdings: Dramatisieren Sie die Gefahr eines Rückfalls auch nicht. Die Angst in Ihrem Kopf wird zu leicht Wirklichkeit. Vielmehr ist es so: Nach den ersten Tagen des Entzugs haben Sie das Schlimmste überstanden. Klopfen Sie sich dafür auf die Schulter.

Merke

Belohnung, Belohnung, Belohnung!

In der Regel können Sie davon ausgehen, dass Sie nach einem Jahr Abstinenz nicht mehr rückfällig werden. Leider gibt es aber auch solche Fälle.
Ihnen wird das nicht geschehen. Denken Sie immer daran: Je länger Sie durchhalten, desto mehr Erfolgserlebnisse haben Sie. Je länger die Dauer und je mehr Erfolgserlebnisse, desto mehr verinnerlichen Sie, dass Sie jetzt Nichtraucher sind – und bleiben.
Sie haben ein gutes Fundament gelegt. Besser als ganzheitlich kann man den Rauchstopp gar nicht angehen. Und zum Abschluss dieses Buches bekommen Sie noch ein paar Tipps für die Not.

Wie gehen Sie mit Rauchverlangen um?

Das wissen Sie schon. Darauf haben Sie sich vorbereitet. Jetzt sind Sie aber bereits eine Weile »trocken«. Nun geschieht irgendetwas, das Sie in großen Stress versetzt – Arbeit, Persönliches, Ihr Verein ist abgestiegen, oder was auch immer. Wiegen Sie sich auf gar keinen Fall in Sicherheit! Verfallen Sie nicht in Verhaltensmuster, die Sie von früher kennen!
Die alten Regeln gelten weiter.

Ein Trick

Drehen Sie ab den ersten positiven Zeichen, die Sie am Nichtrauchen finden, Ihren persönlichen Erfolgsfilm im Kopf. Das wird sehr schnell gehen. Mit der Zeit kommt mehr und mehr Material hinzu. Stellen Sie dem guten Neuen dann die Schreckensbilder von früher gegenüber: Ihr persönliches *Scary Movie* darüber, was Rauchen mit Ihrem Körper, Geist und Geld gemacht hat. Spulen Sie diesen Horrorfilm ab, wann immer Sie das Rauchverlangen packt.

Nehmen Sie das mit dem Horrorfilm wörtlich. Übertreiben Sie ruhig. Wählen Sie drastische Motive. Benutzen Sie Ihre persönlichen Gründe für das Nichtrauchen. Malen Sie sich aus, wie es nach Ihrer Rückfall-Zigarette weiterginge. Stellen Sie sich vor, wie Ihr Atem pfeift. Wie Sie nachts bei Regen aus dem Haus müssen, um eine Schachtel am Automaten zu ziehen. Wie Sie morgens husten. Lassen Sie Ihre Organe sprechen: Lassen Sie sie darum betteln, vom Qualm verschont zu werden.

Dramatisieren Sie den Entzug nicht

Steigern Sie sich nicht in den Lungenschmacht hinein. Man kann sein Verlangen auch übersteigern und dramatisieren. Wenn Sie standhaft bleiben und jetzt keine rauchen, passiert Ihnen gar nichts. Im Gegenteil – Ihr Körper sagt »Danke!«

Falls Sie mal schwach werden und eine Zigarette rauchen, dramatisieren Sie auch das nicht. Sie haben ein Mal Mist gebaut. Aber das ist auch alles. Es war ein Ausrutscher. Sie bleiben dran.

Sie können Rauchverlangen auch nutzen

Wenn Sie schon eine Weile abstinent waren und plötzlich heftiges Verlangen nach dem Rauchen spüren, kann das ein Hinweis sein. Nehmen Sie das Verlangen zum Anlass, sich zu fragen: Was stimmt hier nicht? Bricht sich hier etwas Bahn? Etwas, das ich bewusst noch nicht wahrgenommen habe? Habe ich meine Bedürfnisse vernachlässigt?
Das Rauchen hilft Ihnen nicht, sich gut zu fühlen. Es wäre nur ein Ersatz. Ein Ersatz dafür, etwas zu machen, das Ihnen wirklich gut tut. Nehmen Sie das Original, nicht das Surrogat. Tun Sie etwas, womit Sie sich wohlfühlen.

Verinnerlichen Sie Ihre Identität als Nichtraucher

Sorgen Sie also gut für sich. Haben Sie Spaß am Leben und genießen Sie es. Gleich nach dem Rauchstopp sagen Sie auf Nachfrage vielleicht noch etwas wie: »Ähm, ja, also, eigentlich ... ich hab' ja aufgehört ... gerade ... irgendwie.« Das wird sich ändern. Sie werden Ihre neue Identität als Nichtraucher verinnerlichen. Mit jedem Tag, jeder Woche, jedem Monat werden Sie mehr zum Nichtraucher. Andere werden Sie so betrachten, und Sie selbst werden das auch tun.

Wenn alle Stricke reißen: Spray, Kaugummi & Co.

Pst! Diesen Tipp haben Sie nicht von mir. Richtige Gesundheits-Gurus rümpfen über das Folgende die Nase. Denn reines Nikotin sei nach einer dieser neuesten Studien ja auch schädlich für die Gesundheit. Klar ... aber Nikotin in Zusammenhang mit Kohlenmonoxid, Teer, Arsen usw. im Zigarettenqualm ist noch schlimmer. Darum können Sie sich einen Notanker zulegen.

Machen Sie es wie die sprichwörtliche Dame, die nachts allein durch den Park geht. Die will keinem etwas tun. Aber falls ein böser Mann aus dem Gebüsch gesprungen kommt, hat sie K.O.-Spray dabei. Falls alle anderen Tipps nichts helfen, legen Sie sich etwas Vergleichbares für den bösen Mann namens Lungenschmacht zurecht, der Sie zu einer Zigarette verführen will.

> **Tipp**
>
> Führen Sie für den Notfall Nikotinkaugummis bei sich. Aber nur für den Notfall.

Der Entwöhnungsteil behandelt schon die Nikotinpflaster. Sie sind aber ungeeignet, um dem einzelnen Verlangen bei einer Rückfallgefahr zu begegnen. Dazu eignen sich: Nikotinkaugummis, -sprays und -tabletten. Nikotinsprays sind rezeptpflichtig. Bei Nikotintabletten ist nicht geklärt, ob es zu einer Suchtverlagerung kommen kann. Dieser Ratgeber

empfiehlt Nikotinkaugummis, um einer akuten Rückfallgefahr zu begegnen.
Aber nur für den äußersten Notfall. Es mag Sie schon beruhigen, wenn Sie überhaupt welche dabeihaben.

VII. Schluss:

Bleiben Sie entspannt

Das war's. Sie haben bis hier gelesen und wissen über Ihren Ausgangspunkt, Ihr Ziel und die Probleme beim Weg der Rauchentwöhnung Bescheid. Wenn Sie sich an Ihr Projekt »Rauchstopp« machen: Türmen Sie gedanklich keinen Berg vor sich auf. Auf dem Weg gibt es Probleme, aber Sie brauchen nicht den Mount Everest zu besteigen. Gehen Sie entspannt an Ihren Rauchstopp, nicht verbissen. Wenn Sie diesen Ratgeber beherzigen, dann schaffen Sie die Entwöhnung garantiert. Alles wird gut.

VIII.

Weiterführende Hinweise

Nutzen Sie das Internet zur Unterstützung Ihrer Entwöhnung.

Im Informationsportal der Bundeszentrale für gesundheitliche Aufklärung www.rauchfrei-info.de finden Sie neben vielen Informationen auch einen E-Mail-Coach, ein Mentorenprogramm mit Lotsen, ein Forum und einen Chat. Dort können Sie sich austauschen. Nutzen Sie bei Bedarf die Hotline 01805 – 313131 zur Beratung.

Lesen Sie zur Ernährung den Ratgeber »Schlank trotz Schokolade« aus dieser Reihe. Informieren Sie sich außerdem auf www.dge.de bei der Deutschen Gesellschaft für Ernährung.

Stöbern Sie zu Bewegung und Sport auch bei NetDoktor, etwa »Sport als Medizin – Warum Bewegung gesund ist« auf http://www.netdoktor.de/Gesund-Leben/Sport+Fitness/Training/.

Zur Motivation

So viel Geld haben Sie schon gespart

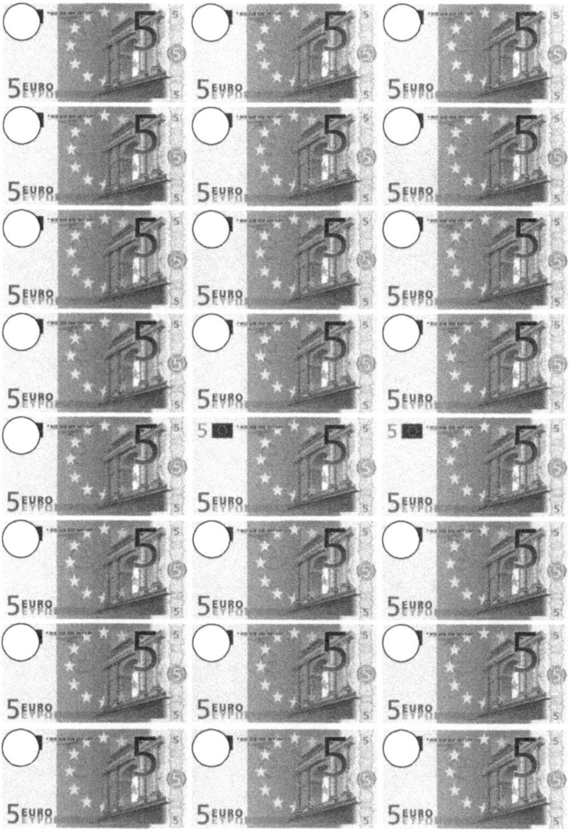

So viel Geld haben Sie schon gespart

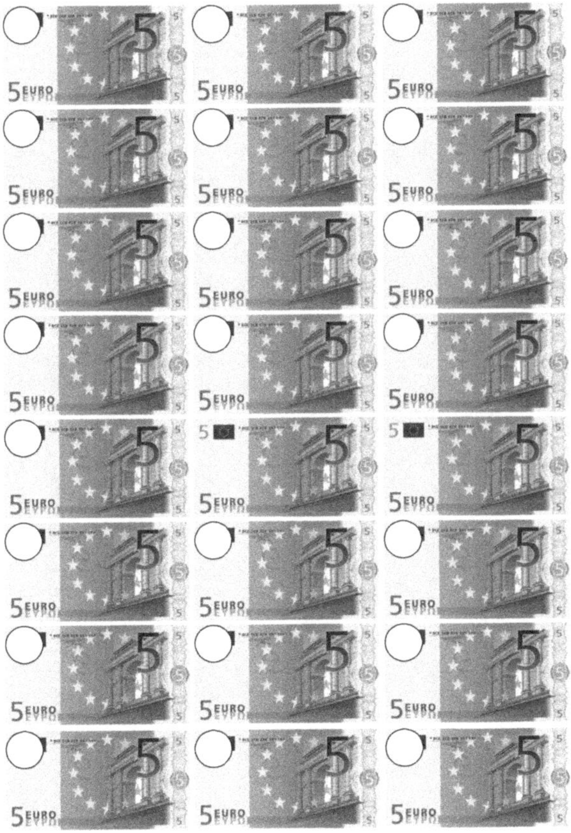

Ich – seit sechs Tagen rauchfrei

Ich – seit sechs Wochen rauchfrei

Ich – seit sechs Monaten rauchfrei